なぜ？なんだろうを考える外科基本手技

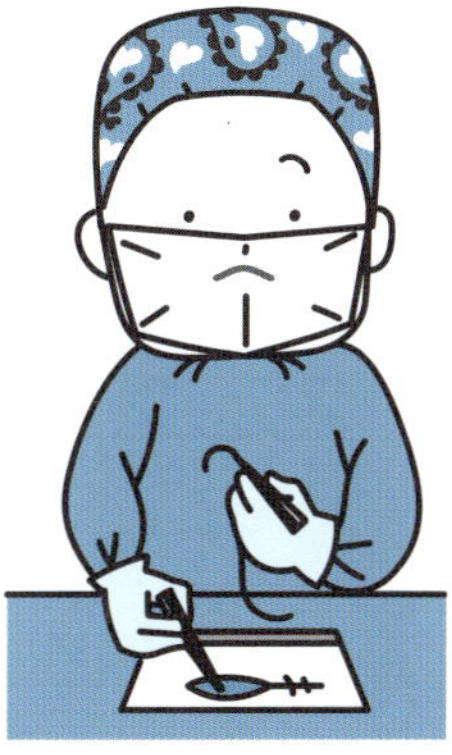

Basic Surgical Techniques "What for" and "Why"

著 稲葉 毅
Tsuyoshi Inaba

南江堂

まえがき

何のために、外科基本手技で「なぜなんだろう？」を考えるのか

手術手技を初めとする外科系の臨床基本手技の習得法の第一は、優秀な先輩指導者の下で実際の処置・手術に参加し、自ら手を動かして実践修練を積むことだ。このことに異論の余地はないだろう。私も賛成だ。

もちろん、その前提として、

① 書物や画像教材などを見る
② 模型を使った練習をする
③ 可能ならば動物モデルを使った練習をする

という修練を積むことが望ましい（でも現実には若手医師側には時間がない、指導者側には予算がない）……とまあ、これも（残念ながら）ありきたりの話だ。やっぱり現場で教わって覚えるのが普通だろう。

この修練のいずれの現場でも、（先輩のやり方を）覚える、（教科書に書いてあることを）覚える、余分なことは考えずに、とにかく覚える覚える……というのが手技習得の主流だろう。もちろん、外科系の手技を身体で覚えるのは必要不可欠なことで、それ自体は全く悪いことではない。

筆者は20年近く、若い外科医たちや医学生たちを見てきており、手技を覚えることに優れている若者には数多く出会ってきた。その反面、「じゃ、ここでこの器具を使うのは、こういう動きをするの

はなぜだと思う?」という問いかけをすると、理論にあった回答が得られた率は、残念ながら非常に低いと言わざるを得ない。日本の医学生の多くは、数学や物理・化学で理論的思考法を修練して医学部に入ってきた人材であるはずなのに、どういうわけか臨床の場、特に

手技を学ぶ現場では、理論的思考が足りない

と思われることが、もっと簡単に言えば、「なぜなんだろう?」と考える習慣が足りずに、いろいろな意味で損してるなーと思われることがしょっちゅうあった。

数行前に「どういうわけか」と書いたが、思い当たる原因がひとつある。

これは医学の世界に限ったことではないのだが、遺憾ながら(私も含めて)指導者側が「物事の教え方」を教わってないってことである。

その理由のひとつは、指導医資格の決め方に限界があるということだ。

「日本外科学会指導医」を初めとして、指導医資格の認定は様々な学会でやっている。その認定基準の多くは、診療症例経験数であり、また学会発表や論文発表の件数である。もちろん、指導を行うのにはそれなりの経験が必要であるのは確かだ。その反面、人に教える能力というのは全く認定基準になっていない。

また、指導医資格には学会認定の指導医以外にも、もうひとつ、厚生労働省認定の「臨床研修指導医」って資格もある。こっちの方は、丸2日間泊まり込みで、文字通り朝から晩までビッシリのカリキュラムをこなすという真面目~な講習を受けて取得する資格である(私も受講して資格は取った。正直言って、夜は少しは宴会っぽい雰囲気になるんじゃないかと期待して行ったんだが、とんでもな

いとんでもない。いや〜しんどかった)。しかし、その内容の主体はと言えば、GIO(一般目標)がどーだとか、SBO(到達目標)がどーのこーのといった教育原理論で、教育のカリキュラム作りには役立つかもしれないが、現場での実践指導のやり方とは全く別の世界の話である。

まあ、どちらの資格認定にしても、そもそも指導能力を客観的に判定するってこと自体が非常に難しいし、医学生や臨床医には小学校の先生を育成するような「教育の仕方」なんてものを基礎から学ぶ時間なんてありゃしないので、仕方ないって言えば仕方ない。とにかく、理論的に考えさせる指導医を育てる教育なんてものは存在しないのが事実だ。

皆さんが指導医に質問をしたときに、「知らない」という返事が返ってくるならまだ良い。ある意味で正直な先生だ。「うるさい」とか「昔からそうやっているんだ」とか「黙ってよく見て覚えろ」とかいう返事しかいつも返ってこないようなら、残念ながらその先生は自分が教わったことを考えずに踏襲しているだけで、理論的指導という発想をしていない人だってことだ。

えっ、そういうお前はどうなんだって？ この本を見てもらえば分かると思うけど、「くどい」「理屈っぽくて分かりにくい」「もっとストレートに言ってくれ」「あんな質問は学生いじめだ」などなどなど言われ続けておりました。スミマセン、私のことは置いといてください。

もちろん、指導医の先生方だけに責任があるわけでは決してない。何しろ指導医自身が実践的指導の仕方ってものを教わったことなんかないのに、「指導医」として教えねばならないのだから。そのため、大抵の場合は良くも悪くも、自分の教わった指導方法を踏襲するだけってことになるのは、ある意味仕方がないし、それが全て悪いなんてこともない。

若手に自分で考えさせるという指導法ではなく、「俺の学んだことは全て伝えるから、とにかく覚えろ」というスタイルだが、その教える内容は素晴らしく、多くの優秀な若手を育てているという指導医の先生方も数多く見てきた。

指導医の書く教科書もまた然りである。「こうやれ」「こうやるのがコツだ」という記載に比べ、「なぜこうやるのか」という理論的記載が少ないと感じられるものが大半なのは、昔とあまり変わらない。しかし、最近の教科書の記載は、中でも手技に関する記載は、具体性に富み、さらに画像や付録の動画も充実しており、自分が学生だった頃に比べ、はるかに素晴らしいものになっている。

それでも敢えて言いたい。

「考えさせる指導が足りない」と。

じゃ、もし指導医が「黙ってよく見て覚えろ」型だった場合、指導される側としては、どう対応すれば良いのか。「余分なことは考えずにとにかく覚える」のが、ある意味では一番楽な対応だ。頭を使わないんだから。ただそれは、自分自身が理論的思考・指導能力の欠如した臨床医や指導医になる道を突き進むことに他ならないし、実際の手技中に無駄な動きが多くなって損をすることも増えてしまう。

手技を覚えるのはもちろん大切なことだが、ただ覚えるだけではなく、ちょっと立ち止まって、「この外科系基本手技では、なぜこういう動きをするのか」という理屈を考える方が、むしろ覚えやすいし応用も利く。結果的に楽もできるはずだ。

自分で考えることは、指導医の指導スタイルとは関係なく、誰でも自分でできることだ。ただ、この

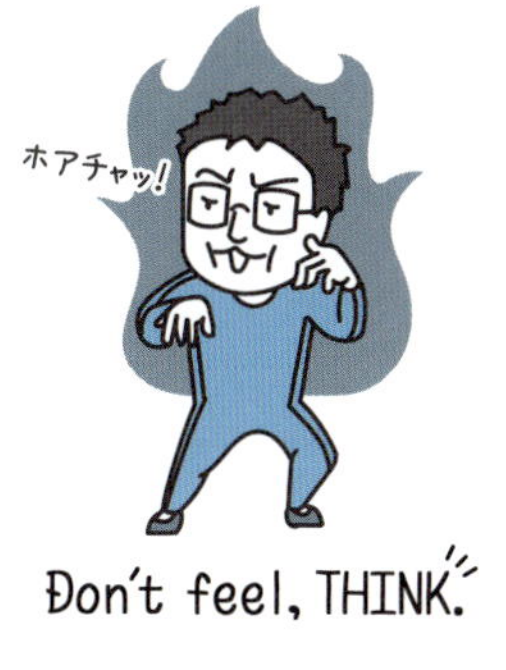

「ちょっと立ち止まって、『なぜなんだろう？』を考える」

というのは、習慣ができていないと結構難しいというのも確かだ。

本書では、私がこのように「ちょっと立ち止まって、『なぜなんだろう？』を考えた」項目について、手技を中心に、広く外科系の発想について、思い出すがままに書いていく。残念ながら実例のないものは書けないので、基本手技を網羅したいわゆる「実戦マニュアル」にはなってません。学術論文でもないので、私の記憶以上で参考文献を検索することもしていないし、皆さん理解できると信じて本文中では医学用語の略語も普通に使うことにした。文体は、ひとつひとつの事例について私の主張をはっきりさせるために、わざと一方的な物言いにしているので、相当な反発反論があるはずだ。ベテランの先生方には「この手技は自分が長年やってきたベストのやり方と違う」という意見の方も多いはずだ。いや、それ以前に「こんなん当たり前だ、くだらん」の一言で片付けられてしまうことばかりかもしれないが、その点について議論するつもりはない。

むしろ筆者としては、「この本にはこう書いてあるけど、自分の考えは違う。なぜなら……」という反対意見を

若い医師たちが自分の発想で理論的に
考えてくれれば、「してやったり」

である。

私自身、いわゆるスーパードクターでもなんでもない平凡な外科医なので、難しいことは書かない（というか書けない）。でも実際には、難しい手技よりもむしろ初歩的なこと、つまり普段なら「当たり前だ」の一言で片付けられてしまい、考えることすらしないような基本手技を理論的に考えて理解しておくことこそが、

「なぜなんだろう?」を考えられる臨床医になる

ためのヒントになるはずだ。

なお、昔の話で記憶が曖昧なところはあるし、正直言って多少脚色したところもあるが、本書に書いたエピソード（失敗談も含めて）は、全て私自身が経験した実話であることを申し添えておく。

目次

第3章 糸結びを理論で考える……46

第4章 縫合の常識は本当？……83

第5章 切開と剥離

第6章 止血、鉤引き、洗浄、ドレナージ

「第3章　糸結びを理論で考える」の図3-2（p50），図3-3（p54），図3-4（p57），図3-9（p69）については，理解を助けるための WEB 動画を小社ホームページに掲載しております．該当の図の横の QR コードを読み込んでご閲覧ください．

なお，動画配信期間は，基本的に本書第1刷発行日より5年間を目途としています．また，本動画に関する著作権は南江堂が保有しており，動画の無断複製や改変，頒布は禁止しております．

第1章

あまり～にも当たり前な手術の基本

私が外科研修を行った大森赤十字病院で初めて手術室に入ったときに、強烈な違和感を覚えたことがあった。それは、手術室に窓があったことだ（くもりガラスだったけどね）。窓の存在に違和感を感じたのは私だけじゃない。この病院は関連看護学校の実習も受け入れていたのだが、その学生さんのレポートで、「手術室に窓があったのに驚きました」と書かれていたのを見たことがあり、妙に共感を覚えた記憶がある。

でも考えてみれば、手術室に窓があったらいけないなんて理由は何もないはずだ。開けっ放しで手術するわけじゃないんだし。なのに、なーんとなく「手術は窓のない部屋でやるもの」って思い込んでません？

まずはこういう、いつの間にか当たり前と思い込んでいることから見直していきましょう。

1-1

手術ってなんで立ってやるの？

立ってやる仕事って？

屋外の仕事ならいざ知らず、普通の会社員は座って仕事をしている。というか、外科医だって手術以外の仕事は基本的に座ってやっている。じゃ、屋内の仕事で立ってやってる仕事ってどんなものがあるだろう。

飲食店のウェイターさん、板前さん、大きなものを作る職人さん。私が今パッと思いつく例はこのくらいか。じゃ、この職業で何が共通しているかっていうと、頻回な細かい移動を要する仕事ってことだろう。ウェイターならホールと厨房という2つの現場の間を何度も往復する。板前の仕事場は厨房1カ所だが、まな板と鍋と冷蔵庫という複数の道具に向き合わねばならない。職人が向き合うのはひとつの作品だが、それを四方八方いろいろな方向から見て作り上げていく。

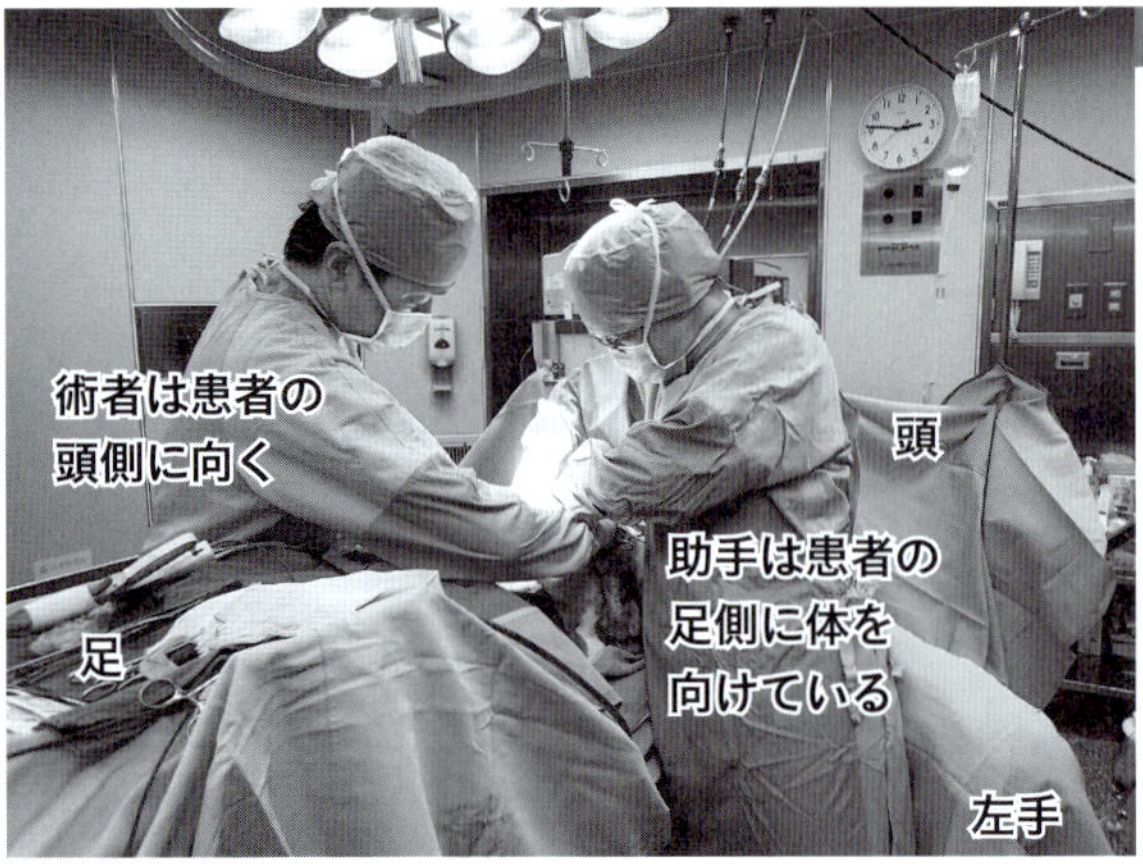
術者は患者の頭側に向く
頭
助手は患者の足側に体を向けている
足
左手

図1-1
体は患者の方を向いているとは限らない

手術はなぜ立ってやるの？

じゃ手術はどうか？

現場は？　患者さんの体1カ所。動かない。

道具は？　器械出しの看護師さんが、執刀医の手まで持ってきてくれる。

方向は？　たまに左右の位置を変えることはあるが、ほとんど1方向のみだ。

それでも、脳外科とか形成外科とかでやっている顕微鏡手術とかロボット手術とかの例外的なもの以外、手術は外科でも婦人科でも泌尿器科でもほぼ全部立ち仕事だ。

ということは、歩き回ることこそないけれど、やっぱり

頻回な細かい移動を要する

ってことに他ならないだろう。

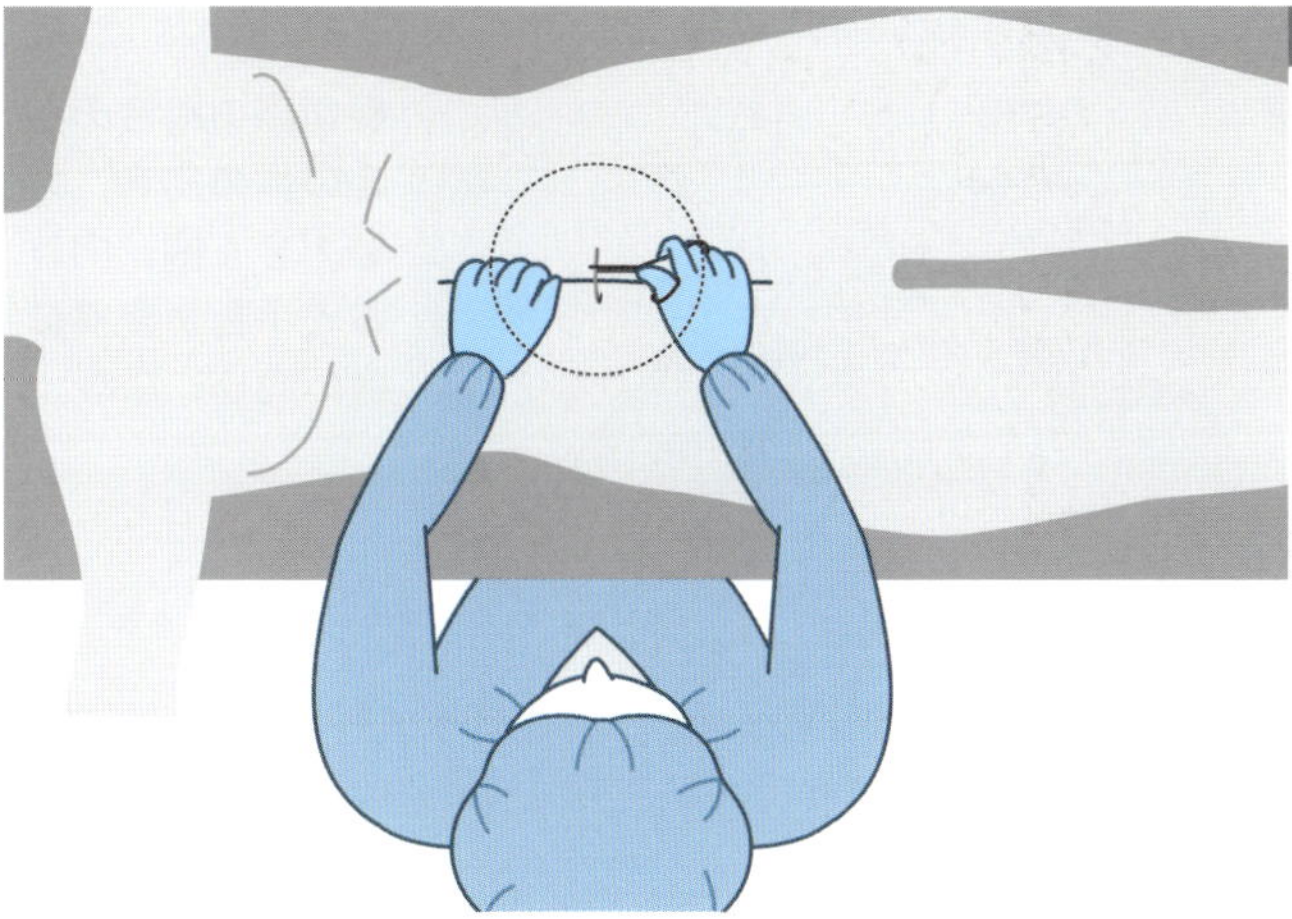

図1-2

縦切開の縫合のときの体の向き。患者に対してまっすぐ向くのが自然

例えば、腹部正中切開で腹壁裏面の癒着剥離をやっているときは、頭を低くして覗き込むようにしないと術野が見えてこないし、胃切除手術で胃の裏面を操作するときは、助手が胃の大弯側を持って胃全体を患者の頭腹側に向けて挙上し、術者がそこを足側から操作するため、術者も助手も体がほぼ患者に対して真横を向くときもある（**図1-1**）。

新人外科医が体を動かせていない場面は？

うん分かった、でもそんなのは体の深部の難しい部位の話でしょって皆さんこの文を読んで思っているかもしれないが、新人の外科医を見ていても、これができずに損しているなと思うことがほぼ毎年のようにあった。

季肋下切開などの横切開の縫合である。

正中縦切開なら問題ない。患者さんの横で患者さんに向かって普通に立てば、切開線は術者から見て横に走っている。だから持針器を普通に持って手を普通に前に出せば、針は創に対して垂直に向く（**図1-2**）。そのまま縫えば良い。

じゃ、横切開はどうか。患者さんの横で患者さんに向かって普通に立つと、切開線は術者から見て縦に走っている。新人の外科医A君が縫合をやろうとするのを見ると、大概の場合、手首を尺側に無理に曲げて、持針器を自分の体からまっすぐ前に向けて突き出すようにし、なんとか縫い始める。そこで私がどうするかっていうと、A君（これはA「さん」だとできないけど

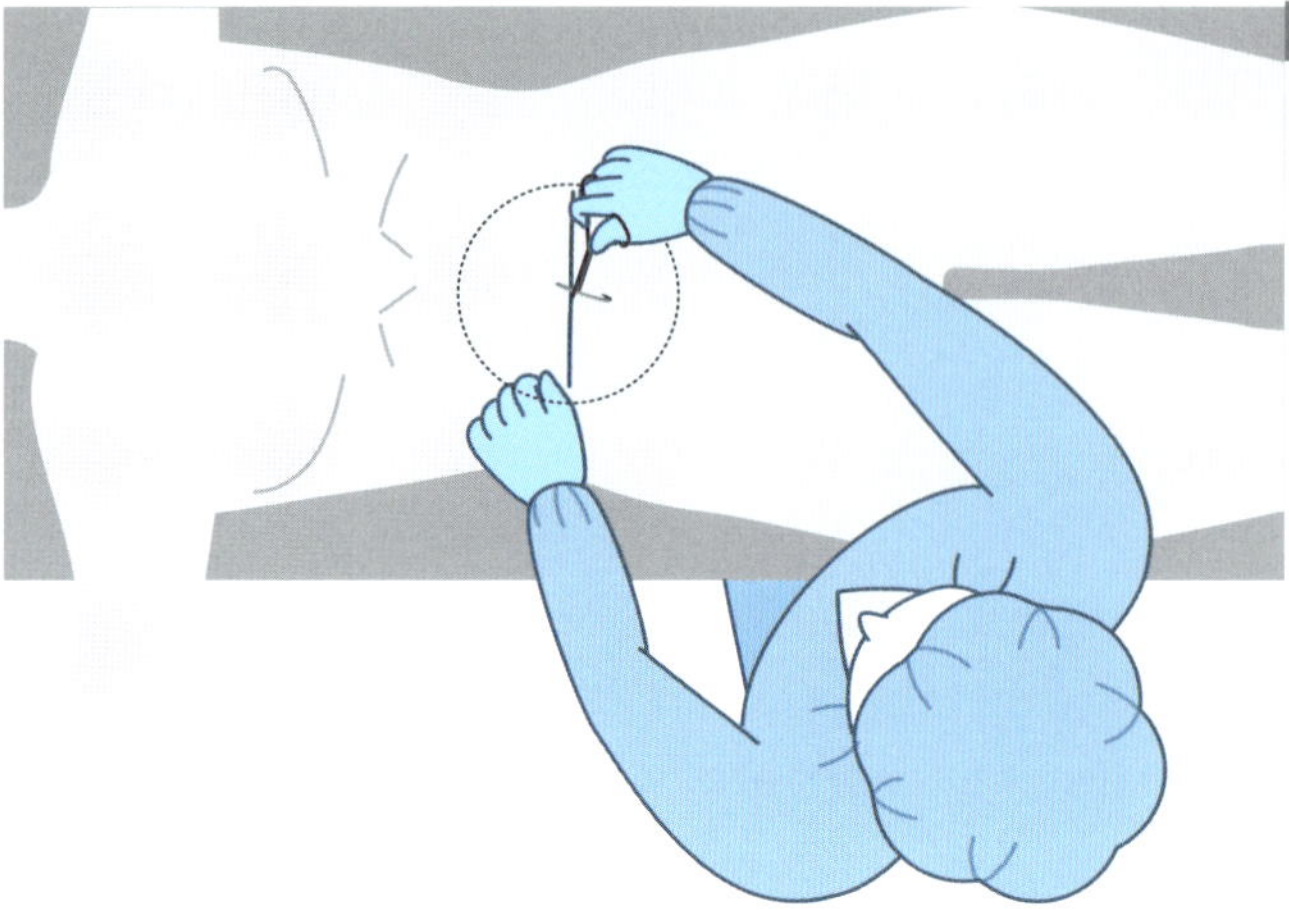

図1-3
横切開の縫合のときの体の向き。体を大きく横に向けると手首が自然に良い向きになる

ね）の両脇腹をガシッと掴んで、体をほぼ90°横に向ける。患者さんの頭を見るような方向にだ（**図1-3**）。

後は何も説明はいらない。この方がはるかに縫いやすいってことは、A君も一瞬で理解してくれる。読者の皆さんにも説明するまでもないだろう。

先日、テレビの料理番組で、包丁を使うときは調理台に対して体を45°傾け、利き手の方をまな板から少し離すようにすると、腕が最も自然な形で伸ばせて力を伝えやすいと、その道の一流のプロが言っているのをたまたま見た。主婦も研修医も同じことで損しているってことか。

単純な理屈だ。でも手術初心者にとっては、

体の方向を変えるって発想自体がなかなか出てこない。

その根底にあるのは、「なぜ、手術って立ってやるの？」という素朴な疑問が出てこないことだ。

子供は何でもかんでも「なんでー？ どうしてー？」と聞いてくる。大人は当たり前と思ったものは、それ以上考えることをしない。

1-2

「なぜ？」を考えることは大人にとってこそ難しい。

手術前の手洗いについて考えるべきこと

手洗いはどんどん簡略化されている

手術の前に手を洗う。外科系の医師全てにとっては至極フツーの行為であろう。

しかし、そのやり方自体が最近10年ほどの間に大きく変わっている。中心静脈カテーテル挿入のように、かつては滅菌手袋だけでやっていた行為なのに、最近になってから手術同様に滅菌手袋＋ガウン＋マスク＋帽子を要求されるように厳しくなったものも少数ながらある。

しかし、最近の手術前手洗いの変遷の大半は、単純に言えば

簡略化、低コスト化の一途

である。滅菌水が水道水になり、ブラシがスポンジになり、そのうちスポンジも使わなくなり、滅菌タオルが普通のペーパータオルになり……。アルコール系擦り込み式消毒薬さえきっちり使っていれば、手なんか洗わなくても良いって方向にどんどん変わってきている。もちろんこういった変更は、根拠なく変わったわけではなく、いわゆるエビデンスに基づいてなされている。エビデンスの大半は「手洗いを簡略化しても、手指の細菌数や surgical site infection（ＳＳＩ）は増えなかった」というデータである。

まあ実は厳密に言えば、そのエビデンスの一部に、手指の細菌数（正規分布はしないので t-test を

使ってはいけない）をStudent t-testで検定しているなど，統計の取り方が明らかに間違っているものもあるという問題もあるし，多くの論文が「初めに（手洗いは簡略化して良いという）結論ありき」で，敢えて言えば，他人の論文の追従だけで書かれているのは気になる。

ちょっとだけ脱線する。私自身は，まだアルコール系擦り込み式消毒薬なんてものが普及していなかった時代に，「手洗いを簡略化したら（ブラシをやめてスポンジにしたら），手洗い後の手指の残存細菌数が増えた」っていう世間の流れに逆らった結果の研究を，この分野の総本山ともいうべき外科感染症学会で発表したことがある。そしたら，そのセッションでは「そんなはずはない。この実験は間違っている」なんて，理由の検索討論も何もなしに頭ごなしに否定されてしまった。なぜそのような相違が出たのか理由の検索討論をするのが，学会のあるべき姿であるはずなのに。その発表内容は論文化して，翌年その学会の機関誌に原著論文として掲載していただきました。さらになぜそのような相違が出たかを，私自身で追加検討して，数年後に同じ機関誌に続報論文を掲載していただいた。エライ人の言ってることに追従してるだけじゃ研究者としては二流だ。「なぜ？」を追求してこその学問だ。

手洗いのエビデンスをどう考えるべきか

で，さっきのエビデンスに話を戻す。私が気になっているのは，臨床医がそのエビデンスをどう解釈し，どう実践するかである。

細かい話は省略するが，レベルの高いエビデンスってのは，統計で得られた信頼できる客観的データだけってことになってる。統計的に信頼できるエビデンスたるには，検体数（n）が多くなきゃダメだ。私も統計学者じゃないので正確なことは言えないが、個体差のない動物実験ならいざ知らず、臨床研究では昔の論文のように n = 15なんてものじゃ、有意差があった場合はともかく、有意差がなかった場合には「差はなかったから非劣性が示された」とは数学的に言えないってことくらいは理解できる。さすがに最近のデータは n の値は大きくなっているが、逆に言えば、対象となる患者や術式のばらつきは避けられないってことだ。現場の人間としては、こういうばらつきのことも考えていかねばならない。

断っておくが、これは私だけの私見じゃない。ついこの間の2017年に参加した外科感染症学会のシンポジウムでも、シンポジストの整形外科の先生（日本の整形外科領域の感染管理ガイドラインの編集に当たられた先生）が「ＣＤＣやＷＨＯのガイドラインは、いろんな領域の手術を全部ひっくるめてデータを出してるから、個々の手術では当てはまらないことが多い。それなのに、ＣＤＣとかＷＨＯという権威に押されて、そのガイドラインを杓子定規に当てはめさせようとする人が多いという問題がある」と問題提起されていた。

具体的に言おう。

下部消化管穿孔の手術では、執刀前の手洗いなんてほとんど単なる儀式だ。腹の中が大腸菌まみれなんだから。その代わり、腹腔をよく洗うとか、閉創の前に器具や手袋を交換するとかが、ＳＳＩ予防で大事になってくる。

その反対に、大腿骨人工骨頭置換術をやる整形外科医には、ほんのわずかでも感染のリスクを減らすために今でも徹底的に手洗いをする医師が多い。

「エビデンスがある」ってのはそれだけで金科玉条のごとく言われ、全てその通りにせねばならないと素人には見なされてしまうことが多いが、その中身まで見て、理論（セオリー）に則った対応をしてこそのプロの臨床医だろう。

手洗いとはちょっと話が違うが、腹壁瘢痕ヘルニア補修用のメッシュを、腹壁皮膚の上に置いてサイズ合わせをするときは、メッシュを直に置いてはいけないとされている。皮膚に残ったわずかな菌が付着して、遅発感染の原因となり得ると危惧されているからである。ただ、これはあくまでもセオリーと症例経験であって、レベルの高いエビデンスはない。手術をして数ヵ月以上経ってからまれに起こる遅発感染について、統計的エビデンスなんて取れるわけないいってのが専門家の本音だ。

医学にとって、統計学はあくまでも道具のひとつであって、医学が統計の下僕にされてしまっては本末転倒だ。エビデンスを軽視して良いってわけじゃないけど、それが全てじゃない。

エビデンス、エクスペリエンス、セオリーが揃ってこその臨床医学

である。

指を曲げて手を洗おう

蛇足だと思うが、いつも気になっていた点をひとつ追記しておく。

手洗いをするときはシワの間もきちんと洗うため、「指をしっかり伸ばして手を洗いましょう」と書いてある本や、手術室内のポスターはよく見かける。

その一方でなぜか、シワの間もきちんと洗うため、

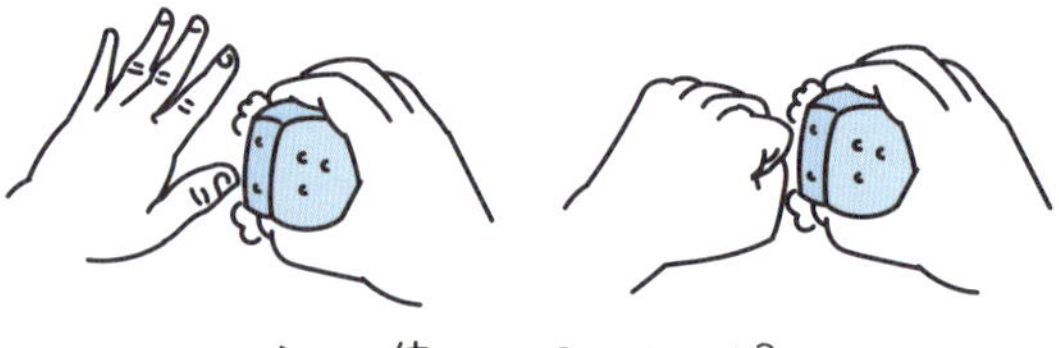

シワが伸びているのはどっち？

「指をしっかり曲げて手を洗いましょう」

と書かれたものは見かけたことがない。手の甲や指の伸側のシワを伸ばすためには、指を曲げねばならないことは理の当然なのに。

まさかとは思うけど、皆さん指を伸ばしたままで手の甲を洗ったりしてませんよね？

1-3 小物の装着：手袋、マスク、帽子

滅菌手袋のはめ方は医学生の実習で必ずやることだけど、マスクだあ帽子だあなんて、別に教わることなんてないでしょってのが普通だろう。私も教わった覚えはない。でもそれがゆえに、変な癖が付いちゃってる人は意外と多いし、誰もその点は指摘してくれない。

小は大を兼ねる

手術用滅菌手袋の話である。

手術用手袋のサイズはなんとなく決めてはいけない。基準は

第1～2指の指先が手袋にぴったり

とくっついていること。詳細は糸結びの章（第3章）を読んでもらえれば分かるが、最大の理由は糸結びを初めとするいろいろな操作のときに、このゴムが弛んでいると邪魔になるっていうこと。糸結び中に指先の弛んだゴムが結紮糸に挟まって手袋が切れたなんてのも見たことがある。切れた破片

が術野に落ちて体内に入ったりしたら、面倒なことこの上ない。

こういう考えで決めた手袋の大きさは、日常生活の手袋の感じからするとかなり小さめである。かく申す私も学生のときは7.5をはめていたが、外科医になってからは7.0になり、糸結びの理屈を自分で考えるようになってからは6.5にしている。競技仕様のスキー靴みたいなもんで、慣れないうちはかなりきつい感じである。正直なところ、糸結びのない腹腔鏡手術では私も多少大きめの手袋をはめることも多い。

なお、手袋が小さいと指の間にいわゆる「水かき」ができる。そのことを気にする人もいるが、これが手術に差し支えることはまずない。

おしまい。手袋は面白いエピソードを思い出せなくってね……。

鼻を仕舞おうよ

マスクの話である。

大きな病院なら、手術室のどっかに「マスクの正しい装着法」ってやつのポスターが貼ってある。そんなに難しいことはないし、若い人たちは（マスクと言えば使い捨ての紙マスクが当然である世代の人たちは）、ほとんどキチンと装着できている。むしろ、布製マスクに慣れているベテランで癖のある人が多い。

マスクの真ん中のところを縦に伸ばさないもんだから、顎が（下手すると顎髭が）全部出てる人。

上下の紐を頭の後ろで交差させて結んで、口の横が空いちゃってる人。

鼻当ての金属を鼻の形に合わせて曲げてなくて、鼻の脇がプカプカ浮いてる人。

昔々、麻酔科の研修をしているとき、いっつも口だけにマスクを当てて鼻の穴を全部出しちゃっている形成外科のベテラン先生がいて、その人の手術に入るたびに気になって仕方なかったなんて30年経ってもまだ覚えている。

最後の鼻の穴センセイは問題外だが、その他の問題はいずれも柔らかい布のマスクならほとんど問題にならないことだ。つまり、この人たちは新しい製品が導入されたときに、旧態依然の手技のやり方を何も考えずに続けてるってことに他ならない。大した問題じゃないけど、カッコ悪い。

耳を仕舞おうよ

帽子の話である。

大きな病院でも、手術室ですら「帽子の正しい装着法」なんて書いてあるのは見たことない。全くもって難しいことはないとみなされてるってことだ。だけど、この装着法も個性的っていうか、バラバラっていうか……そもそも、帽子には結構種類がある。前後同じ形で、ほぼ円柱形のもの、基本は円柱形だが後側に髪の毛を入れる袋みたいな部分が付いているもの、入り口のところがゴムでできていて、全体が喜寿のお祝いのときに赤いチャンチャンコと一緒に被る頭巾みたいに大型になっているもの。整形外科の人工関節手術のときとかで使う、首まで覆えるけど暑っ苦しいもの。

いずれにしても、帽子の使用目的は髪の毛による汚染を防ぐことであり、その目的から考えれば、髪がなるべく出ないような物を用いるってことが望ましいことは確かだ。

ひとつ気になることがある。

なんで皆さん耳を出すの？ 特に男性。

女性（特に髪の長い人）は概して耳も髪も上手に帽子に入れて仕舞っている人が多いが、男性は下手くそが多い。耳の上までちょこんと被っているだけだったり、いったん深く被った後で、わざわざ耳だけ出してみたり。もちろん、スキンヘッドでもない限り、耳と一緒に髪の毛も帽子から出てしまっている。なんでわざわざ出すんだろう？　帽子に耳を入れたら声が聞こえないなんてことは絶対ないと思うけど。

髪の毛を隠すっていう本来の目的を考えてないから、日常生活でやっている帽子の被り方を、なんとなくそのままやってるだけになっちゃってる。もちろんそれで手術に差支えるってことは（それこそ、人工関節手術でもない限り）ほぼほぼないとは思うけど、いかにも素人っぽい印象になる。

自分は理由を考えて行動してるぞってことを示しませんか？

余談だが、私は汗っかきなので、時間のかかる手術のときは帽子の下に必ずガーゼでできたハチマキを締めている。ハチマキじゃないけど、昔の同僚で帽子の代わりに大きめのバンダナを使って頭全体を覆い、おでこにしっかり巻いていた先生がいた。そのときはファッションとしてしか見てなかったんだけど、今にして思えば、あの先生も汗っかきだったんじゃないだろうか。汗っかきの医師にとっては、バンダナってのも優れものなのかもしれない。

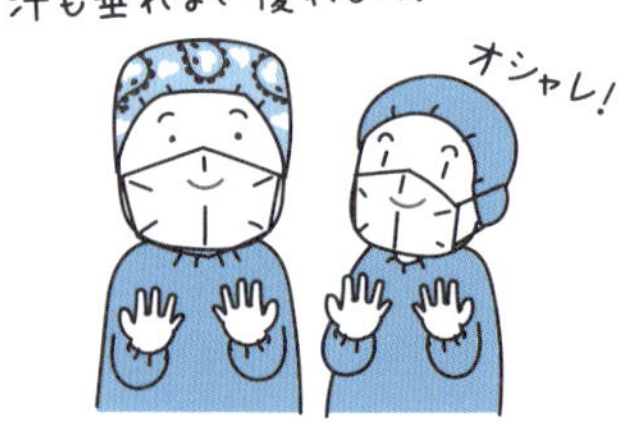
耳をしまえるし、
汗も垂れない優れもの！
オシャレ！

?
1-4

術衣の裏側、覆布の裏側

布の裏側を意識してますか？

術衣の着方。

手洗いとともに手術の実習で最初に教わる。手を汚染させない、術衣の外側を汚染させないというコンセプトのはっきりしている、外科手術の基礎の基礎だ。

覆布の掛け方。

これは学生中に教わるってことは意外とないかもしれないが、手術をするにあたっての基本の基本であることは間違いない。

この両者の扱いで共通して気になっていることがある。

布の裏面に注意

ナンノコッチャって思ってる読者も多いだろう。特に「注意していない」人たちにとっては。

していますか？

ひとつずつ説明する。

術衣の袖口が危ない！

まず、術衣について。

術衣を着始めるときは、まず右肩のところにある紐を後ろから助手に持ってもらい、右腕を術衣の右袖に通す。そのとき、右腕の先を袖の先の方までしっかり押して入れるために、術衣の左側の肩のあたりを、左手で自分の体に向かって手前に引くことがよくある。そのとき、左手の引きが強過ぎて、術衣裏側の左袖の根元のところが術者の左胸のあたりに接触しているのをときどき見かける（**図1-4**）。ってことは、術衣の裏側の袖口（袖元？）が汚染されるってことであり、その結果、その次に左側の手を術衣に通すときに手先が汚染されてしまうってことだ。まあ、これが完全に癖になって

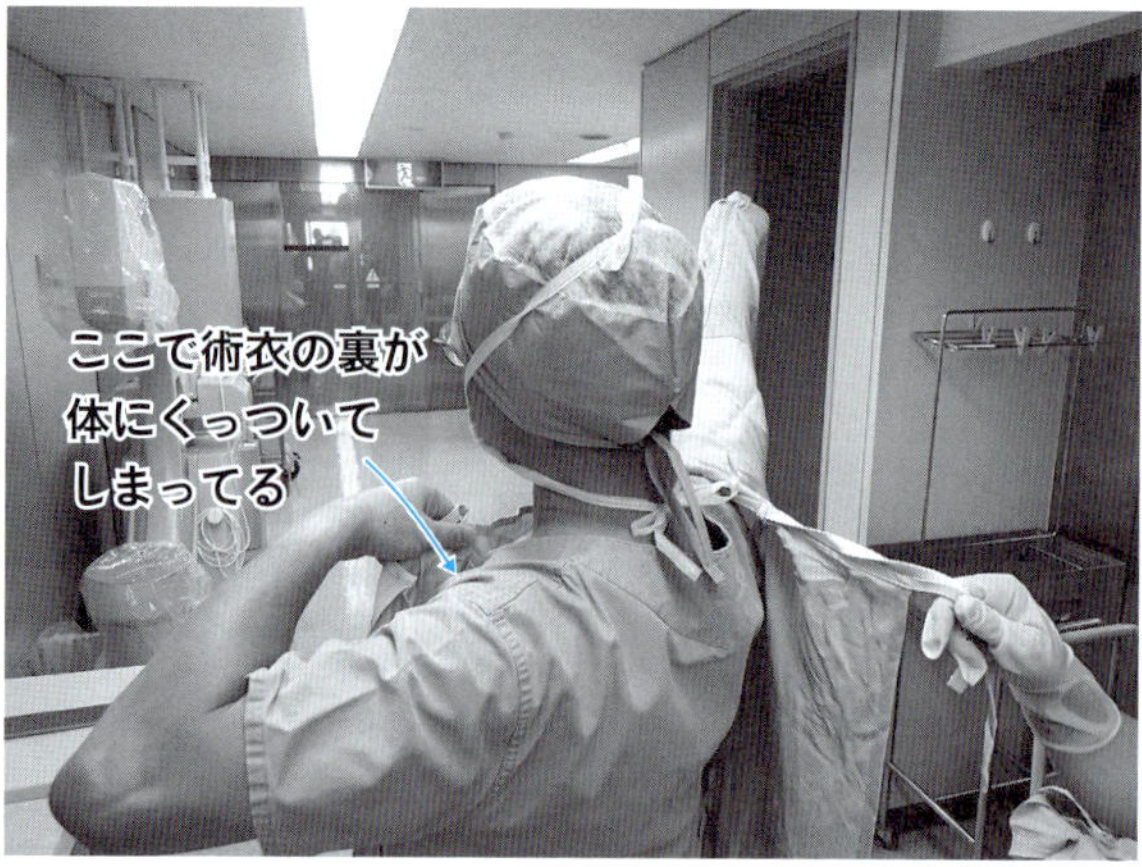
ここで術衣の裏が
体にくっついて
しまってる

図1-4
術衣の悪い着方

いた胆道外科の某先生の手術でＳＳＩが特別に多いってことはなかったようなので、大問題ではない（それこそ、「エビデンスはない」って話かな）とは思うけど。

これを防ぐコツは、

右腕を通すときに、手首から先を袖から完全に出すことにこだわらない

こと、指先だけ出てりゃ良いって理解することだ。こだわらなければ、左側の引き手も、無理な力で術衣を引っ張らなくてすむ（**図1-5**）。この時点で手首が袖口から出てなくても指先がちょっと出ていさえすれば、術衣を完全に着終わった後でいくらでも修正できる。少々乱暴かもしれないが、指だけ出ていれば滅菌手袋の装着もできる。手袋の装着法で、術衣から指を出さずに手袋を持って装着し始める方法も実際にある。

覆布を引きずるな、後からずらすな

次に覆布について。

これは2つ気になっている。いずれもディスポーザブルの穴あき不織布を使い出すようになってからのことである。

術野の中心で覆布の穴の位置をまず決めて、そこから周囲に向けて覆布を広げていくという原則は、再滅菌の布だろうとディスポーザブルの不織布だろうと変わりはない。しかし、ディスポーザブ

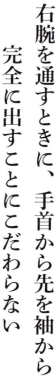

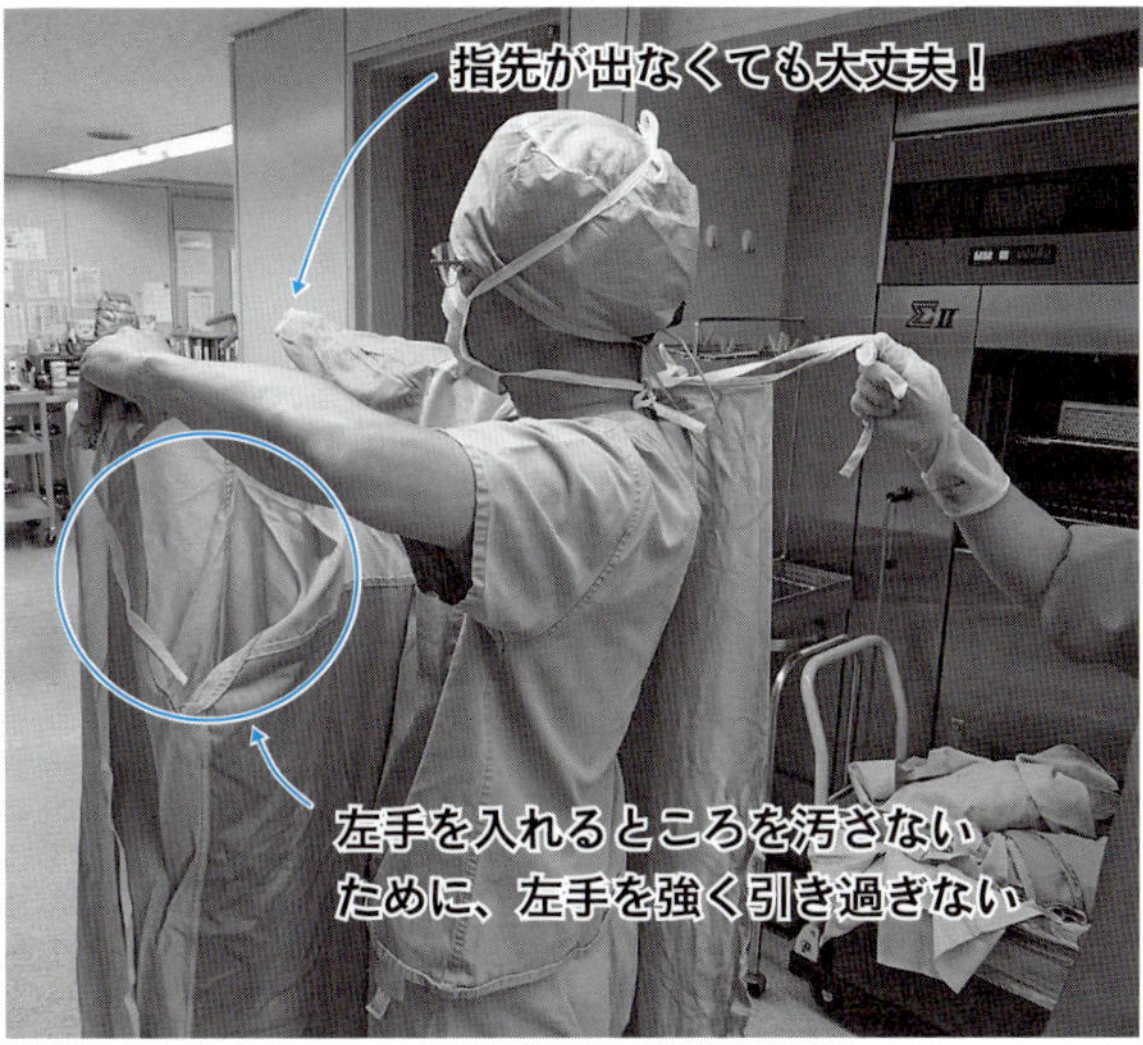
指先が出なくても大丈夫！
左手を入れるところを汚さない
ために、左手を強く引き過ぎない

図1-5
術衣の良い着方

ルの不織布は１枚で術野を覆うことになっているためかなり大きく、畳んである状態ではどこに中心部の穴があるのかも分からないことが多い。そのため、術野から離れたところで（多くの場合、患者の足側で）、まず２人で覆布を左右に大きく広げて持ち（上下方向には畳んだまま）、中心の穴の位置を確かめ、それを術野まで移動させて穴のところを術野中心に落とし、それから頭側と足側に向けてそれぞれ上下方向の畳みを広げていって、布掛けを完成させている場合が多い。

その「術野まで移動させて」のときに布の裏側が患者のつま先だとか、未滅菌のメイヨー板（手術器械置きの台）だとかに触れて、その部分を

術野の中心までズルズル引きずってる

のをときどき見かける。これじゃ術野を消毒した意味ないでしょ。

２つ目は術野の側面に小さめの布を掛けること。

かつての再滅菌布の時代は、まず小さめの布を術野の左右に掛け、その次に上下に大きな布を掛け、四角い術野だけ残して布掛けが完了していた。左右の布はちゃんと役割があった。最近でも、まず小さめの布を術野の左右に掛けてから、前述の大きな穴あき不織布を掛けるなんてやり方をよく見る。この場合、穴あき不織布は左右が閉じているのだから、最初に掛けた左右の不織布の上に、もう１枚不織布が掛かることになる。術野が左右方向に狭くて、穴あき不織布の穴

が大き過ぎるって場合は、それなりの意義はあるだろう。でも多くの場合はそうじゃない。むしろ下の布が邪魔になって、上の布の穴から下の布を側面に向かって押し込んだりしている。次の段落に書いたが、布掛け前の皮膚消毒を広範囲にやっていれば良いんだけど、さもないと手袋の指先を汚染させてしまいかねない。

ついでにコツをひとつ。不織布は軽いので、患者の体に少ししか乗っかっていないと、いったん布掛けをしても後で落っこちてしまうことがある。

落っこちそうだと思われるときは、布を患者の体に多く乗っている状態とするために、思い切って術野の中心まで掛けてしまって良い。布掛け前の皮膚消毒を広範囲にやっておけば、布を全部掛け終わってから布を術野に近い側から遠い側に引っ張って、術野を広げるのは問題ないので。

逆に、遠い側から近い側に布を押し込んで、術野を狭くするのはダメですよ。

新しいものには新しい手技で！

術衣や覆布は、病院によって使っているものがかなり違う。皆さんの勤めている病院でどうなっているのかは知りませんが、ここで問題なのは、新しいものが導入されたときに、旧態依然の手技を何も考えずに踏襲しているってこと。これをやらかすのは多くの場合、巻頭で書いたような理論的指導能力のない人だ。

新しいものが導入されたら、新しい手技で臨まねば変でしょ。

第2章 手術器具を観察しよう

最近の外科の教科書を見ると、基本的な手術器具は写真付きで掲載されている。でも実際の現場では鋏だとか鉗子だとかをしげしげと眺めて見ることはほとんどないだろう。道具を使った手技を論じるに当たって、道具を知らないのでは話にならない。

一度じっくりと手術器具を観察して、「なぜこういう構造になっているのか」を考えてみませんか？

2-1 手術器具ってなんで曲がっているのか考えたことある？

裁縫のハサミと手術のハサミの違い

調理、裁縫、手術。

切る、剥がす、くっつけるという基本的な動きには、これらの作業で共通したものが多い。当然、道具も似通っている。鋏なんかほぼ同じ形である。ただ大きく異なる点がひとつある。

手術器具の大半は先端が曲がっている。

なぜだろう。鉗子の類はともかくとして、鋏なんか曲げた形で全長にわたって切れ味を保つ道具を作るのは大変だろうに……。では、皆さん、自分が先の曲がった鋏とかケリー鉗子を持っているところを思い出してほしい。

先端はどっちに向かって曲がっていますか？　あるいは、どっちに向けるのがあなたにとって一番自然ですか？　もし手元にあったら実際に持ってみてください。

図2-1

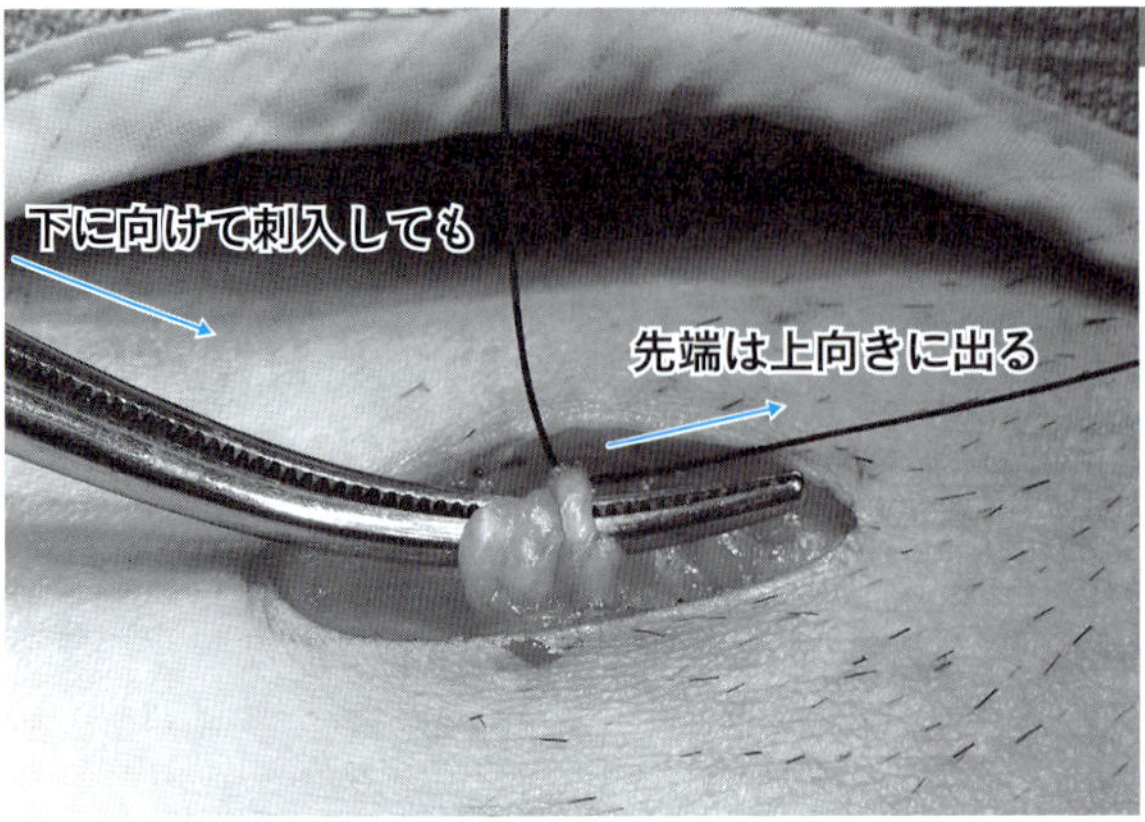

手術器具が曲がっている理由

ほとんどの人が、先端が自分側に向くように器具を掴んでいるはずだ。自分側ってことは、言い換えれば患者から離れた側である。つまり、いったん患者の体に入った道具の先端が、患者から離れて手前に出てくるって形になってるってことである。

例えば、剥離操作をしているときに、剥離すべき組織を正しい層で剥離しているのか（過剰に深部まで突っ込んでいないか）は、ケリー鉗子の先端を組織から出せばよく分かるし、その組織を結紮する操作もケリー鉗子の先端が手前に出ていないと糸を掴んで通すことができない（**図2-1**）。逆に言えば、深部に損傷の危険のある組織がないことを分かっていれば、ケリー鉗子の先端を組織に向かって縦に刺し込んで、大きく剥離することができるってことでもある（**図2-2**）。

鋏の場合も、先端が組織に隠れて見えなくなってしまっていては安全な切離操作はできない。こういう操作（先端部の安全性の確認とか、切ったものを結紮するとか）は調理や裁縫では存在しない。それが唯一の理由だとは言わないが、必要があるからこそ、道具の先端が曲げてあるのだ。先ほどケリー鉗子を持ってもらったとき、先端がこっちを向いていた人は少なくとも無意識にはその理由が分かっていたはずだ。

先端を確認する

図2-2

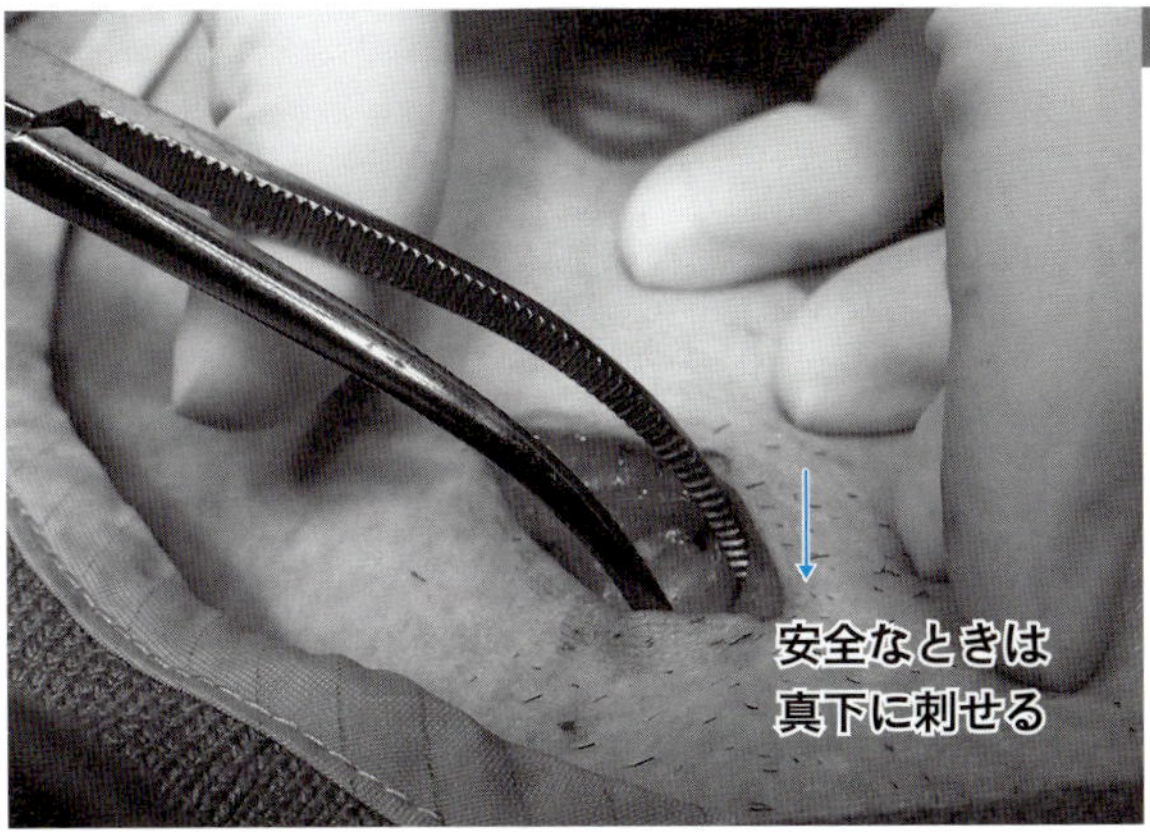

惰性で「先端を出す」をやってませんか?

「そんなこと無意識じゃなくても分かっとるわい!」

すみません、お叱りの声が聞こえるような気がします。では伺いますが、組織にケリー鉗子を通して剥離をするときに、安全性や結紮するかしないかに関係なく、先端を必ず組織から出すことにこだわる外科医を見たことはありませんか?

私はあります。

結紮なんかしなくても、安全に電気メスで切れるってのが見え見え。ケリー鉗子を組織の下に突っ込んで持ち上げてその先を広げれば、鉗子の先端を組織から突き通さなくっても電気メスで切っていけるのに、どんなに浅い皮下脂肪でも、どんなに薄い大網の切開でも、組織を貫いてケリー鉗子の先端を出さないと気がすまない先輩を。

束になった組織に無理矢理ケリー鉗子の先端を通そうとしたりするもんだから、組織がちぎれそうで危なっかしくてしょうがない。先輩なので文句言うわけにはいかないし、大網の根部の血管が引っ張られないように、ケリー鉗子の近くで(内心ヒヤヒヤしながら)さりげなく大網を保持していたなんてしょっちゅうだった。

先端を確認するという器具の設計理念を守っていると言われればそれまでだし、原則として全ての操作で同じ動作を行った方が結局手術は速いことも多いのだが、いつどういう場合に先端を確認するべきなのかを理論で考える習慣がなかったのは確かだろう。

ぼやきになったので話を戻します。

いささか牽強付会な屁理屈かもしれないが、最後の例は言うなれば、「なぜ手術道具は曲がっているのか」を考えたことがないゆえの無駄な動きである。当たり前と思っていることも、ちょっと立ち止まって考えてみませんか。

? 2-2 持針器について：曲がりと溝と出っ張りと

じゃ、持針器はなぜまっすぐなんだろう？

……って疑問が湧くような連想力がほしい。前項を読んだならば。

連想力ってのは不思議なものだ。ウチの息子が3歳の頃、家内と息子と一緒に、学会でバルセロナに行った（学会に子供連れてくって、何の目的で行ったんだって声も聞こえるが、全額私費で行ったんだから勘弁してくれ）。バルセロナ動物園には世界の動物園で唯一の白ゴリラがいて、もちろん息子を連れて見に行ったんだが、そこに行く前のこと。

「これから行く動物園に白いゴリラさんがいるんだよ」

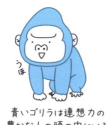

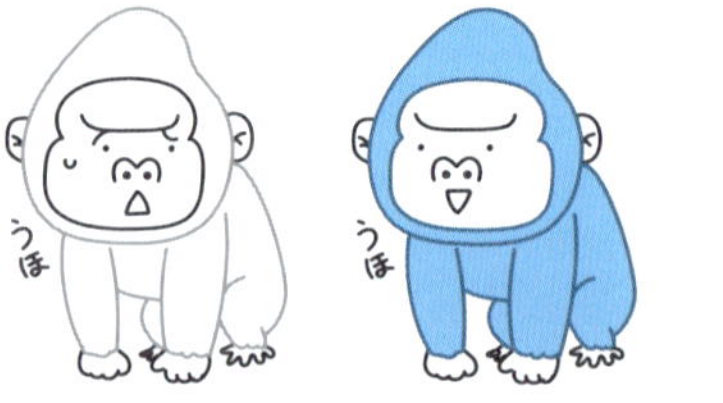

青いゴリラは連想力の豊かな人の頭の中にいる
白いゴリラはホントにいる

図2-3

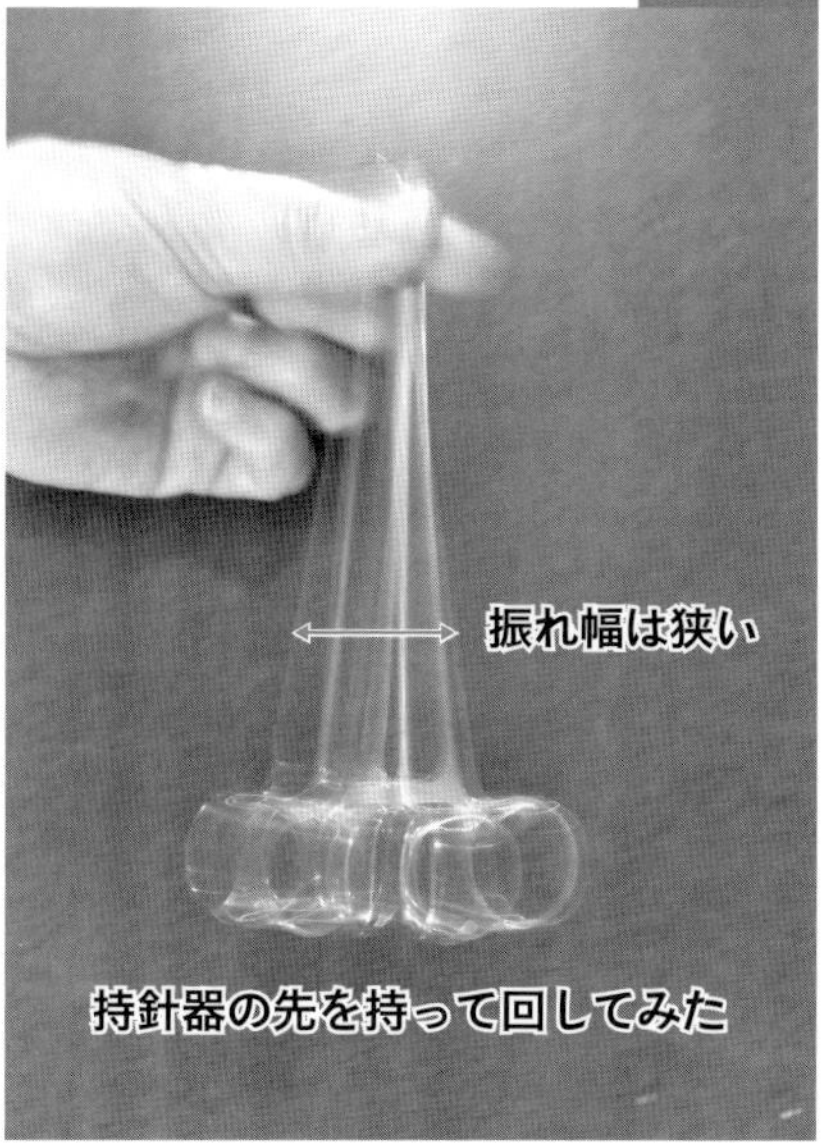
振れ幅は狭い
持針器の先を持って回してみた

図2-4

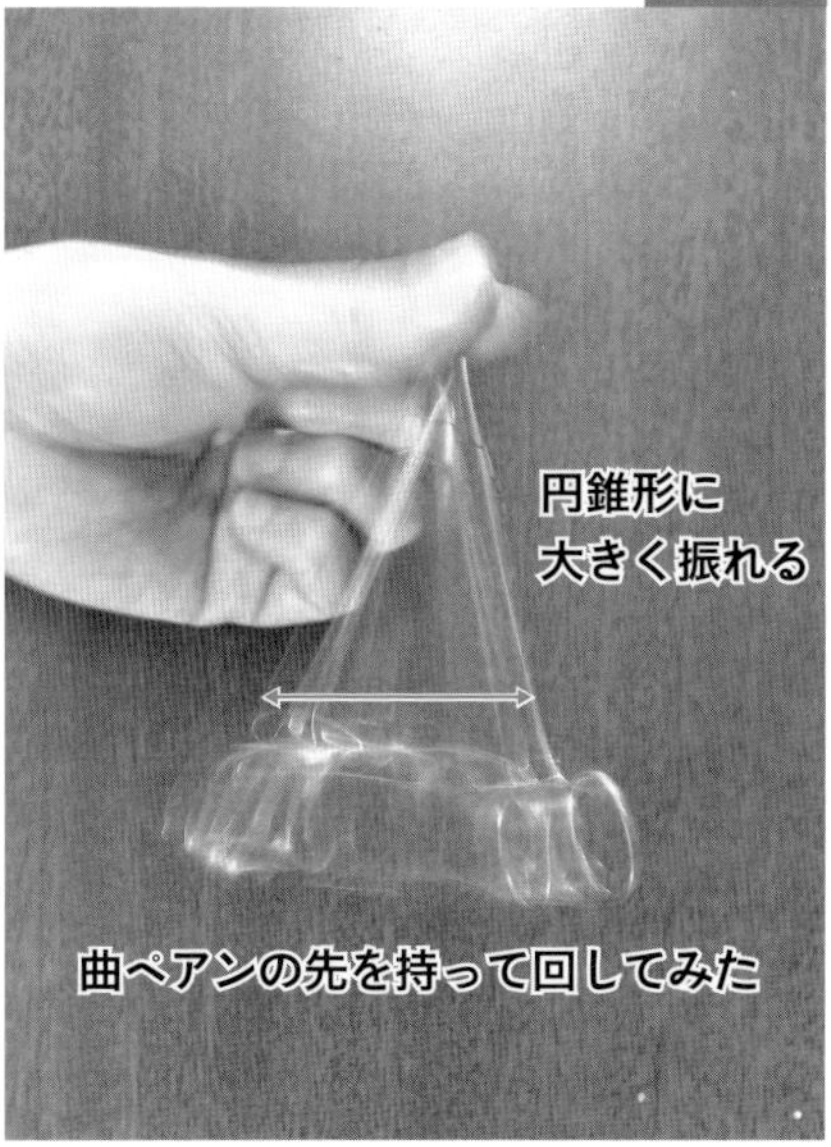
円錐形に
大きく振れる
曲ペアンの先を持って回してみた

「えっ！じゃ赤いゴリラさんは？青いゴリラさんは？」

「いや、それはいないと思うけど……」

子供の連想力は見事だ。「考える外科」の発想の基本はここにある。

話が脱線した。

答え。持針器は針を組織に刺すために使うものであり、それ自体を組織に突っ込むものではない。だから先端を曲げる必要がないから50点。

曲げる「必要がない」のではなく、曲がっていては「いけない」のだ。

先端のまっすぐな持針器なら、先端を回転させれば指を入れる部分も同じ方向に回転する（**図2-3**）。しかし、先端の曲がった道具、例えば曲ペアン鉗子で針を掴んで動かしてみよう。針のカーブに沿って針を組織に入れるためには、鉗子の先端を長軸に平行な線に沿って回転させることになる。先端をまっすぐに回すと、カーブより手元側の鉗子の本体部分は円錐状に回る（**図2-4**）。つまり、先端の曲がった鉗子で掴んだ針を針のカーブに沿って自然に進めていくには、鉗子本体を握った手を円錐状に動かさねばならないってことになる。そんなこと普通の人間には無理だ。
これなら100点かな。
ケリーはその曲がりに沿ってカーブしながら「前進」させるもの。

持針器は位置を固定して軸に沿って「回転」

させるもの。だから形が違うんだ。

直ペアンはなぜ持針器にならないのか

持針器は先がまっすぐなのが特徴って話をしたが、それを読んでいて、「だからケリーや曲ペアンじゃダメなんだ。でも先のまっすぐな直ペアンなら持針器として使えるんじゃないの?」って次の疑問が皆さん湧いたはずだ。

ん? これも湧かなかったって……まあ良いでしょう、この本を読み終えたときに、そういう発想が湧くようになっていれば良いんです。そのためにこの本を書いているんですから。もちろん答えが分かっている人は別ですよ。

正直に白状します。実は、これは私自身も経験して初めて知ったことです。

どこだったかもよく覚えていない昔々の当直先での経験だった。急患の外傷の縫合処置をすることになり、道具を自分で用意していて、持針器を出したつもりが直のモスキートペアンを出していて、それで縫合を開始した。すると、どうにも針が安定しない。針を掴むときは問題ないのだが、硬い皮膚を通すときになぜか針が傾いてしまう。「こんなちっちゃい当直病院の道具なんてこんなもんだろう」って完全に道具のせいにしてなんとか縫合を無事に終え、患者さんは普通に帰って行った。その

図2-5

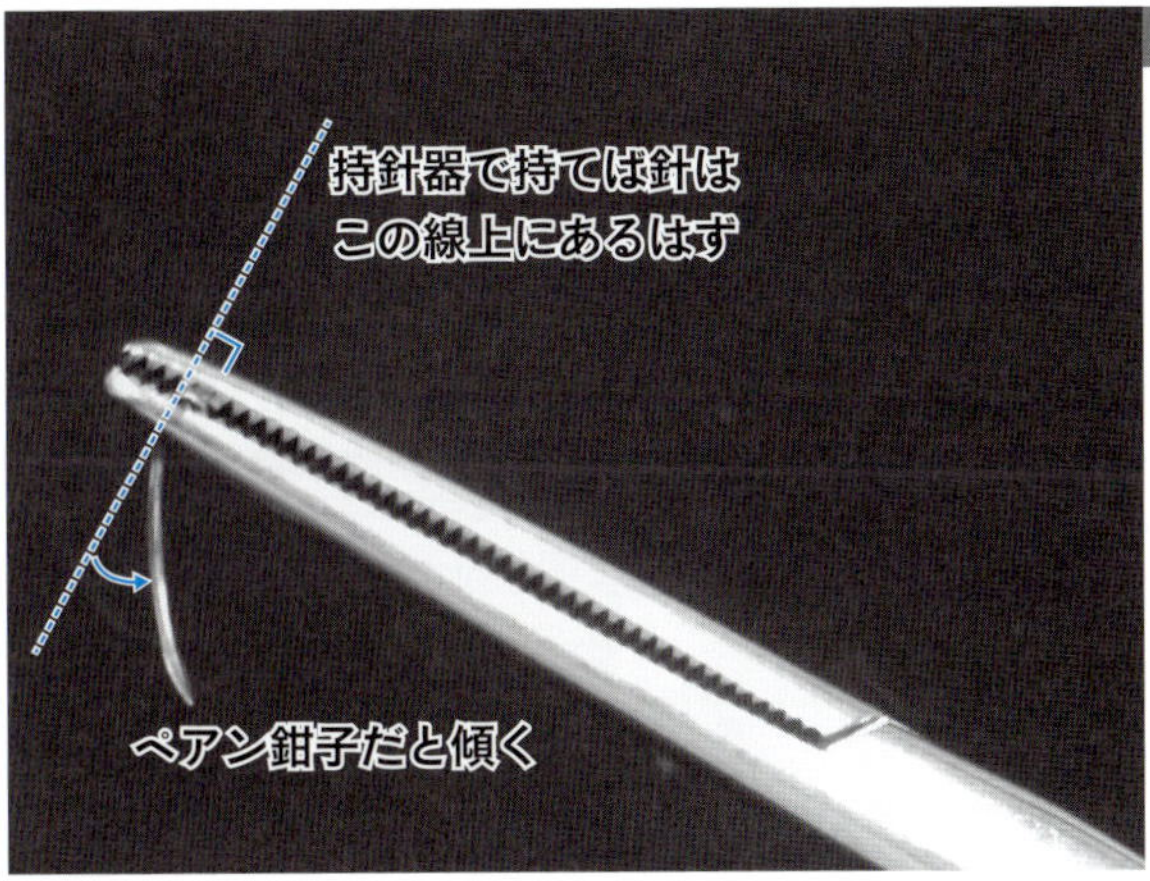

持針器で持てば針は
この線上にあるはず
ペアン鉗子だと傾く

後で、「この持針器（と思っていたモスキートペアン）すり減ってるんじゃないのー」なんて考えながら針を掴み直してみて初めて気が付いた。モスキートペアンの掴むところには横溝が、つまり器具の軸に対して横向きにギザギザが刻んであり、そこに針の角がはまり込むために自然に針が傾いたんだと（**図2-5**）。

モスキートペアンだけじゃない。ペアン鉗子、コッヘル鉗子、ケリー鉗子など大半の手術器具の溝は横溝であり、組織を掴むときは良いのだが（**図2-6**）、針を安定して掴むことができない。

本物の持針器の掴むところも平らってわけじゃない。滑り止めのためにギザギザが刻んであるが、

持針器のギザギザは1方向じゃなくて、2方向に刻まれている。

ちょうど格子模様を45°傾けたような感じだ（**図2-7**）。これなら針をしっかり掴めてなおかつ針が傾くこともない。ついでながら、持針器の種類によってこのギザギザの細かさも違っている。

道具を作る方はこういう細かいところまで区別して作っているんだが、使う方がそれに追いついてないんじゃないだろうか。中小病院では道具に贅沢は言えないことも多くて、弘法は筆を選べずって医者の戯言もあるらしいけれど。

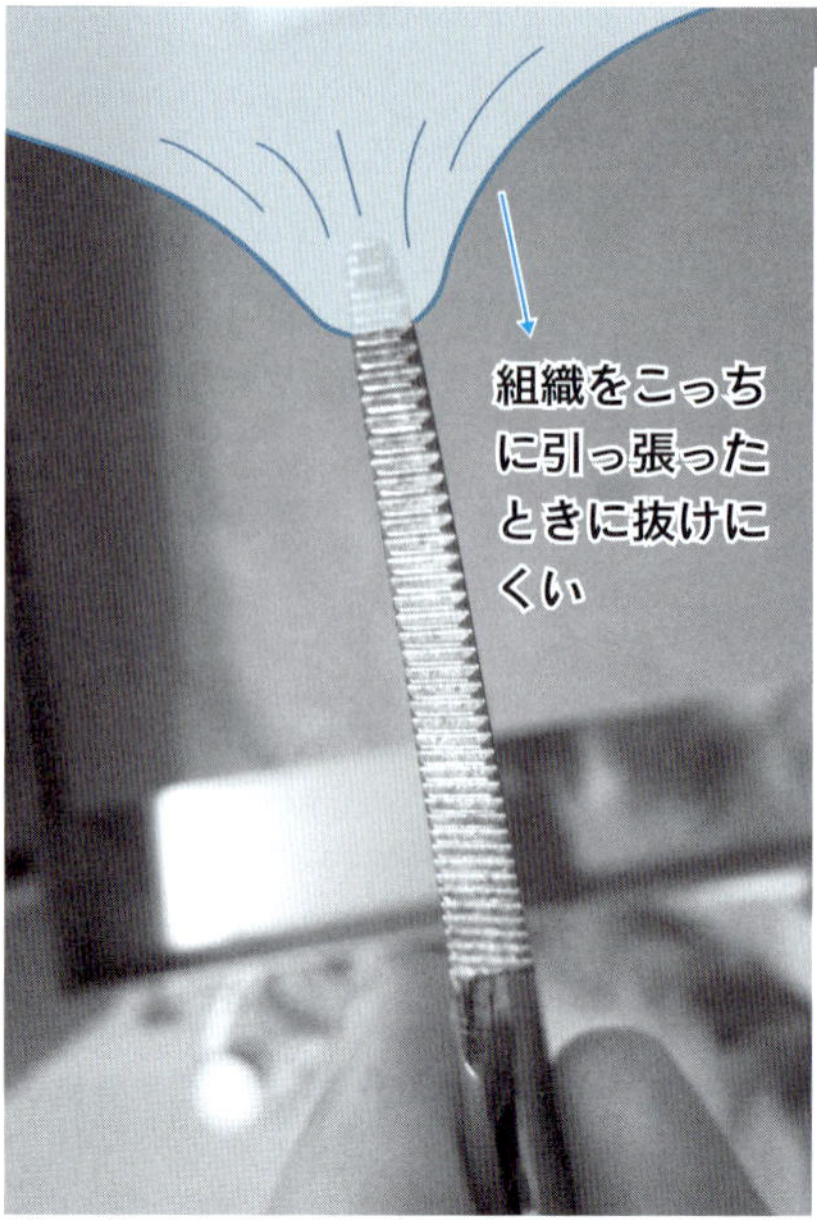

組織をこっちに引っ張ったときに抜けにくい

図2-6

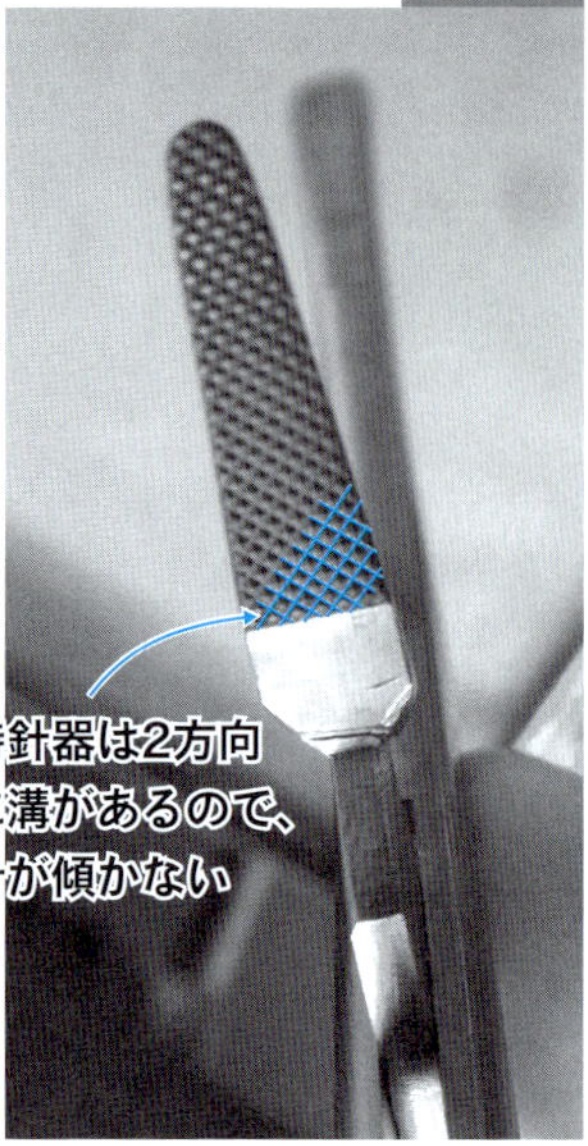

持針器は2方向に溝があるので、針が傾かない

図2-7

大工や板前が道具にこだわるように、外科医も自分の使う道具の特徴くらいは把握していないと。

我ながら反省させられたエピソードでした。

Mathieuでは器械縫合はできない？

Mathieu（マチュー持針器。スペリングは言語によって多少差異があるようです）とHegar（こっちはヘガール持針器）。持針器にこの2種類があることは、外科の教科書なら必ず書いてある。ガシッと握るタイプのMathieu型が強く大きな縫合に使われ、指を輪に入れて持つHegar型が細かい縫合で使われることも理解しやすい。卓球で強いドライブショットを打つには、グリップをテニスラケットのように握るシェイクハンドの方が適していて、台上の細かいプレーには、グリップに指をかけて掴むペンホルダーが向いているってのと似ている。

ただ、Mathieu型持針器には、もうひとつ注意して見ておかねばならないポイントがある。持針器を完全に閉じたときに、中央の2本のjawがクロスしているところが平らになっているものと、補強のための出っ張りが付いているものがあることだ（**図2-8**）。なぜこれが問題になるかというと、後者の場合は針付き糸でいわゆる

図2-8

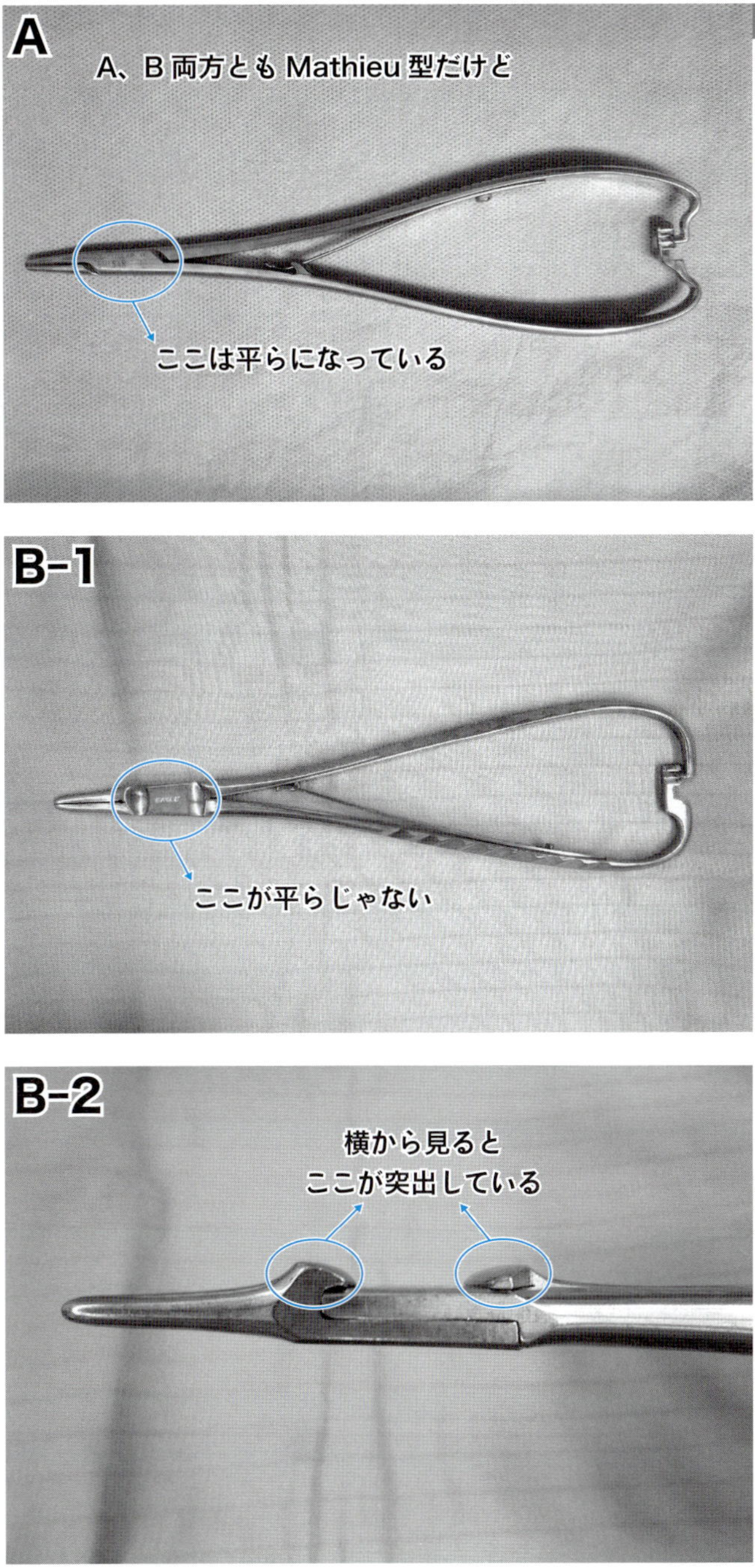
A
A、B 両方とも Mathieu 型だけど
ここは平らになっている
B-1
ここが平らじゃない
B-2
横から見ると
ここが突出している

器械結びをやろうとすると、出っ張りに糸が引っかかって、結紮ができない

ということだ。針付き糸を使うのは、ほとんどが細かい縫合なのでHegar型持針器を使うことが多く、あまり問題はないのだが、私の経験でいちど問題となったことがあった。

問題となったのは、真皮縫合で角針の針付き糸を使うときである。病院によっては、角針は器械の磨耗が早いのでHegar型で掴んではいけないなんて、ケ…倹約な規則のあるところがある。出っ張りのないMathieu型が出てれば良いが、そうでないと、縫合は持針器でやり、糸結びのときにこれをいちいち出っ張りのないモスキートペアンなどに持ち替えるなーんて面倒くさいことになる。以前勤めていた病院でこれが相次ぎ、器械出しの看護師さんも面倒になったんだろう。いつの間にやら、私の手術のときだけHegar型で角針を持つのが黙認になったなんてことがあった。

出っ張りのないMathieu型がその病院にあったのかは今となっては分からないが、当時の私はそういうアイデアすら湧かなかった。もし皆さんがそういう場面に出くわしたら、**図2-8**のAに出した「横に出っ張りのないMathieu出して」ってリクエストしてみてください。

? 2-3 横溝と縦溝：掴むところのギザギザなんて普段は見ないよね

横溝じゃない器械はあるのか

さっき、ギザギザの話が出たことを思い出してほしい。さらに連想力のあるあなた、こういう疑問

は出てこない？「ペアンもコッヘルもケリーも、掴むところの溝は器具に対して横に刻んであるけど、縦じゃダメなの？」

縦にも刻んである器具もある。通称「タテミゾ」と呼ばれる鑷子は縦に大きく深い溝があり、その溝の上にさらに横に細かい溝が刻まれており、細かい組織を潰さないように軽く持っても脱落しないという特性がある。

縦だけに刻んである器具もある。胃鉗子、腸鉗子など消化管を掴むものの多くは、縦方向に比較的大きな溝が付けられている（**図2-9**）。

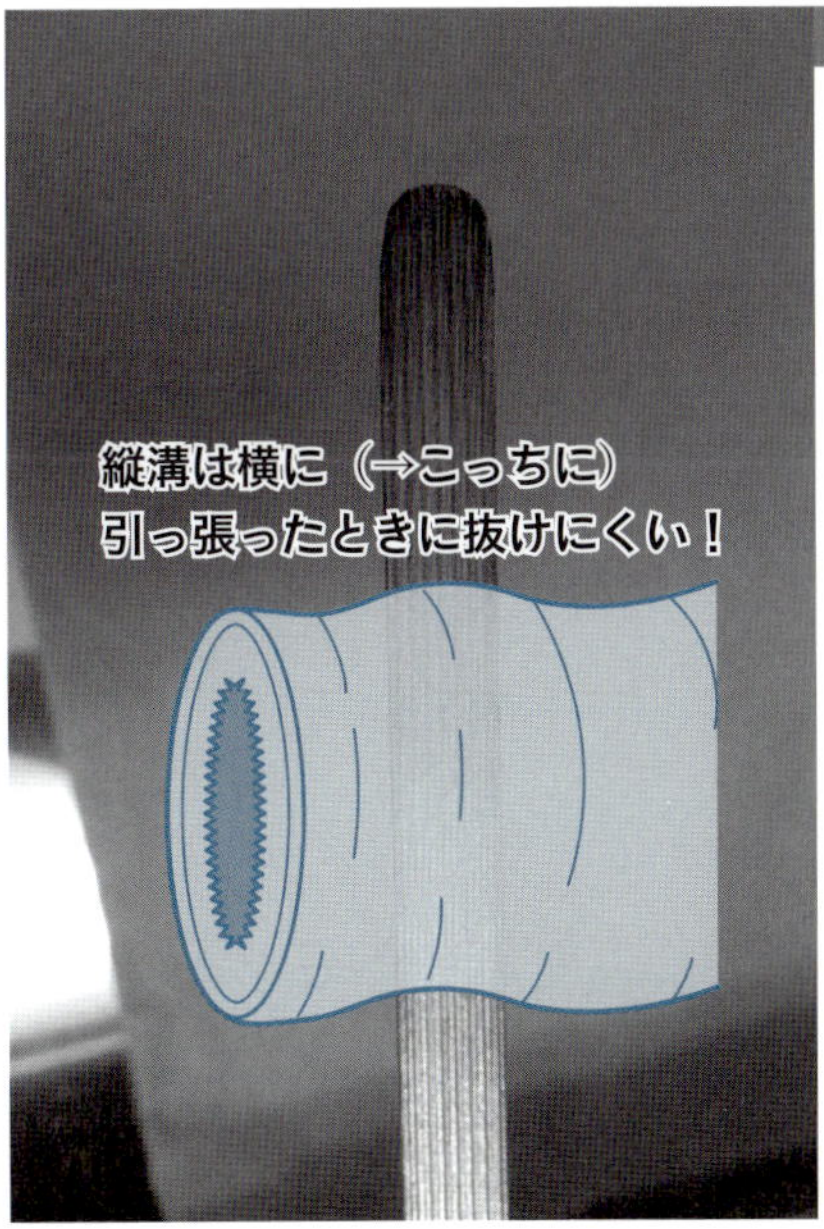
縦溝は横に（→こっちに）
引っ張ったときに抜けにくい！

図2-9

縦横はどう使い分けているのか

なぜ、縦溝と横溝があるんだろう。

さほど難しい問題ではない。少し考えれば答えは出てくるだろう。横に溝が刻んであるということは、縦方向の摩擦が強くなるので、その器具で物を摘んで器具を縦軸方向に普通にまっすぐに引っ張ったときに抜けにくいってことだ（**図2-6**）。

例えて言えば、車輪にキャタピラが巻いてあるブルドーザーや戦車と同じ構造だ。キャタピラには外側に、大きなものでは高さ10 cmくらいある横長の突起が全長にわたって付いている。だから、地面に刺さるキャタピラの跡は、連続した横溝になっている。このように、地面を横向きにがっちり掴むから、ブルドーザーも戦車もどんな悪路でも前進と後退ができる。車は横

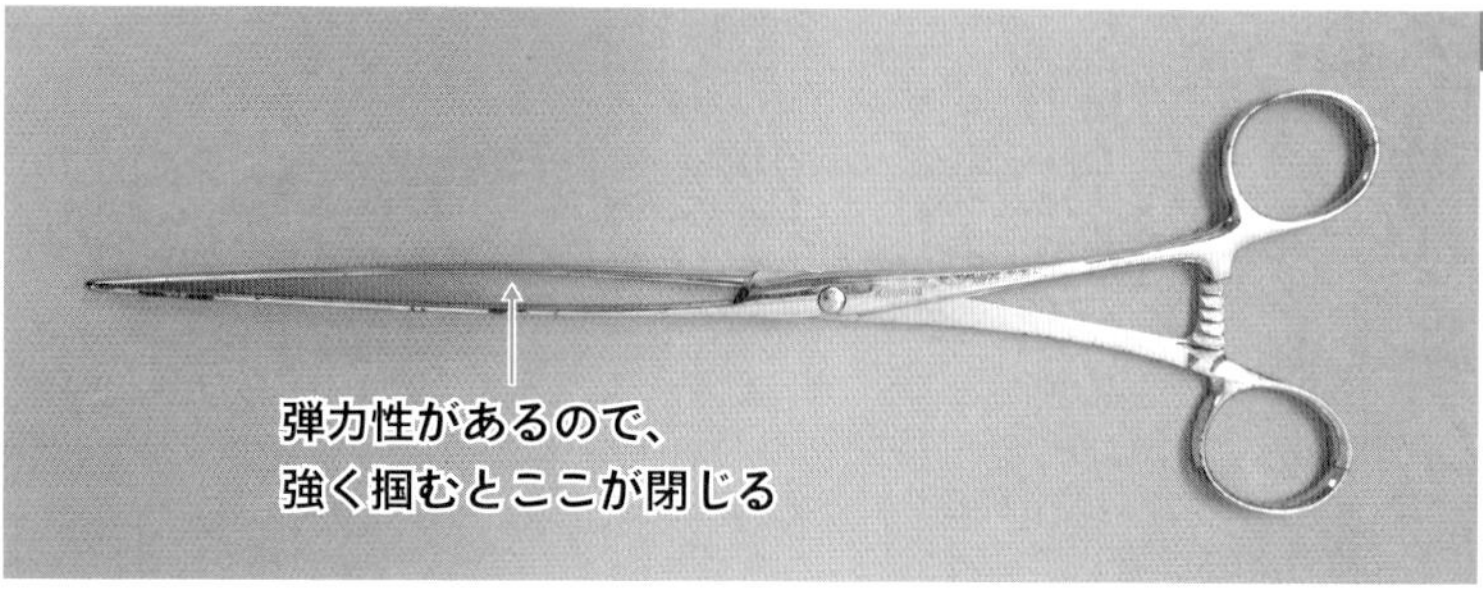

図2-10
胃鉗子

向きには進まないから縦向きの突起はいらない。

ペアン鉗子で組織を挟んだときにできる跡も、キャタピラの跡と同じ形をしている。だから、縦軸方向に滑らない。ペアン鉗子にしてもコッヘル鉗子にしても、何か物を掴んで引っ張るとしたら器具の縦軸方向に引っ張るのが最も自然であり、横溝が彫ってあるのは理にかなっている。

ということは、それに対して、

縦溝の器具は横方向に抜けやすい物を掴むときに使うもの

ってことは想像に難くないだろう。胃鉗子や腸鉗子は2本で消化管を挟んで固定し、その間を切離するときに使う。切離した後のことを考えてみれば分かるだろう。消化管が横方向に抜けたら、切り口が空いて消化液が漏れてしまう（図2-9）。

ついでだが、これらの鉗子は先端が比較的柔軟性を持たせて作られており、掴んだ消化管が挫滅しないようになっている（図2-10）。別の言い方をすれば、再吻合する側ではなく切除する病変側の消化管を掴むのは、同じ縦溝でもしっかり保持できる硬い道具を使うことが多いということだ。

単なる溝でもこんな風に使い分けられているんだ。まあ、こんなこと考えながら手術する人は普通いないけどね。

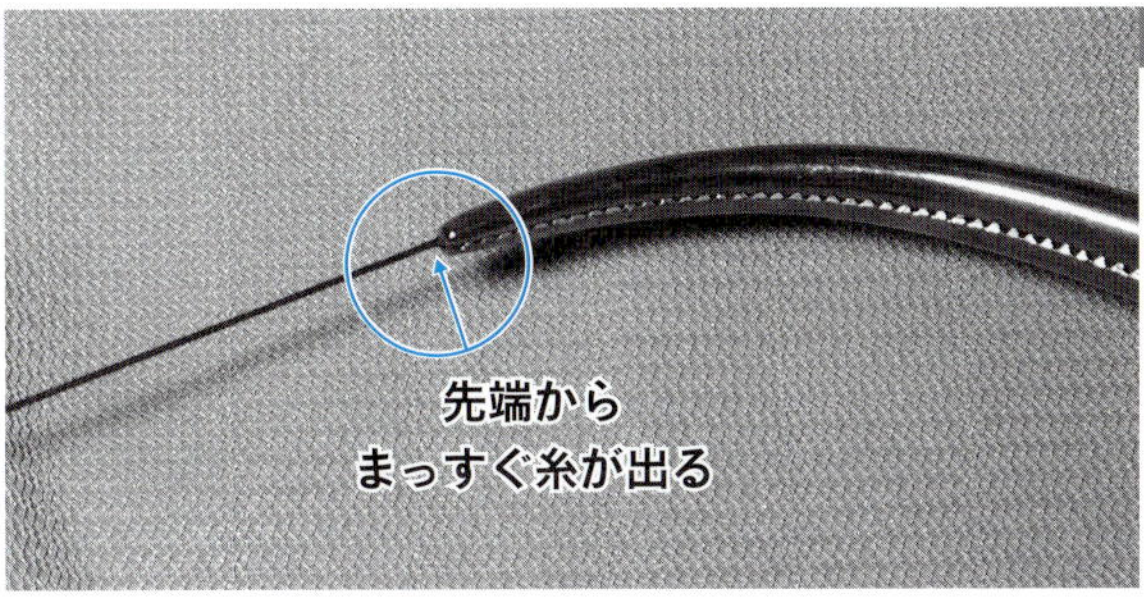

図2-11

?
2-4

「ケリー糸」の糸の摘み方をしっかり観察しろ

ケリー糸の糸はケリー鉗子先端から縦に出す

深部結紮をするときには、ケリー鉗子の先で糸を摘んだもの、いわゆる「ケリー糸」を使うことが多い。こういった用語は病院によって異なることも多いのだが、何のことかは読者の皆さんにはご理解いただけるだろう。これはもちろん、ケリー鉗子の先端から縦にまっすぐに糸が出るように縫合糸を摘んだものだ（**図2-11**）。前述の縦溝と横溝の話から考えてもこの方向に掴むのが妥当であるが、体内深部の細かいところでの結紮にはこの「先端から縦にまっすぐに糸が出る」のがキモになる。手術器械台の上には器械出し看護師さんがあらかじめ用意したケリー糸が1、2本並んでいるのが普通だし、外科で実習すれば当然何度も目にする。

ところが、新人研修医や学生に「オペ室の器械出し看護師さんがやっているみたいにケリー糸を作って」というと、これが上手く作れない。大概の場合ケリー鉗子の先から横向きに糸を出した形で糸を摘んでしまう。つまり、持針器で縫合針を掴んだのと同じ形にしているわけだ。

器械出し看護師さんがやってくれるんだから良いじゃんって他人事みたいに読み流してる研修医のあなた、他人事じゃないことがあるんですよ。

私が研修医1年目でまだ大学病院にいたとき、第3助手だったか第4助手だったかで直腸癌の手術に入ったことがあった。まあ立場から言って手術に手出しができるわけなんかないし、半ば見学みたいなつもりでいた。ところがこの手術、骨盤内容全摘術となったので手術の途中で腹側チームと肛門側チームに分かれて、2方向から並行して手術を進めることとなった。そのとき外回りの責任看護師さん曰く、

「すみません、今日は手術件数が多くて、器械出し看護婦（そう、当時は看護「婦」さんだった）は1人しか出せないんですけど」

「ん？ いいよ、こっち（肛門側）は研修医に器械出しやらせるから」

……やりましたよ、必死に。

幸い研修が始まって結構時間は経っていて道具の名前はほとんど覚えてましたから、手術が滞るようなことはなかったけど、ま～あ器械台の上の道具があっという間にごっちゃごちゃ。腹側の看護師さんのやってる器械台の整頓ぶりがマジで魔法に見えたっけ。ケリー糸をどう作ったかなんて覚えてもいないけど、ろくなもんじゃなかったろうなー。ちなみにそのときの術者は、後に昭和天皇陛下の手術をなさった方でして、今思えばあの研修医のヘボ器械出しによく耐えていただいたもんだって思う。すみませんでしたー。


思いっきり脱線した……今の研修医の指導に話を戻します。

こういう場合、別のケリー鉗子で模擬血管（太めの糸を使うことが多い）を摘んだものを作り、これを結紮してみてごらんと言ってやらせてみる。当然模擬血管を摘んだ方のケリーに結紮糸を引っ掛けるのが上手くいかないので、何かおかしいとまでは気付くのだが、じゃ実際にどうおかしいのかが分かって修正できる人はかなり少ない。

なぜ、ケリー糸が作れないのか

もちろん理由はいろいろあるだろうが、私に考えられる問題点は2点だ。

第1に、そもそもなぜ糸単独ではなく、ケリー糸を使っているのかを考えていない。つまり血管を挟んでいる方のケリー鉗子の先と組織の間の、指が入らないような狭いところに糸を引っ掛けるためというごく簡単な理由を理解していない場合である。

第2の理由として、鉗子ではなく指で糸を摘むときも、指の先端からまっすぐに糸を出すのが基本だということが分かってないというものもある。これについては後に「糸結び」の章（第3章）で解説する。

ただ、むしろこの項で強調したいのは「考えていない」ことではなく、ケリー糸の摘み方みたいな

細かいところもしっかり見てないと、いざ自分一人で何かやろうとしたときに、何もできない

ことになりかねないってことだ。さっきの持針器のギザギザも同じことなので、私もその点はあんまり偉そうなことは言えませんけどね。

若手医師諸君が忙しいのは承知の上で言うけど、手術室にちょっとだけ早く行って、器械台の上をじっくり観察してみませんか。手術の直前は器械出しの看護師さんも気が張り詰めているので、最初は怪訝な顔されるかも知れないけど、そこでめげちゃダメですよ。「手術器具の勉強させてください！」って素直〜に言えば良いんだから。素直でなおかつちゃんとお礼を言える研修医には、ベテランの看護師さんもいろいろ教えてくれますよ。

第3章 糸結びを理論で考える

医学生や研修医が真っ先に覚えさせられる「外科手技」が糸結びだ。これができるようになると、なんとなく外科医っぽくなれた気がして、妙に嬉しくなったものだ。

その反面、何度やっても上手くいかなくて、自分は外科系には行けないって、そこで将来の進路を狭めちゃった人も多いだろう。学生のときは、とにかく指の動かし方を否応なしに覚えるだけで必死だったものだ。

しかし、実は糸結びこそが理論の塊である。

3-1 糸を持つ指の基本姿勢は「狐の影絵」

手術器具の先端部分の構造を見ると、メス（電気メスを含む）は1本のjaw（1本の棒）であり、いわゆる「三叉」鉗子など内視鏡手術器具のごく一部に3本のjawからなるものがある。さらには、バスケット鉗子などの特殊な形状のものも中にはある。

しかし、掴む、挟む、切る、縫うといった一連の操作に用いられる手術器具はほとんど2本のjawからできている。人が指で細かい操作を、例

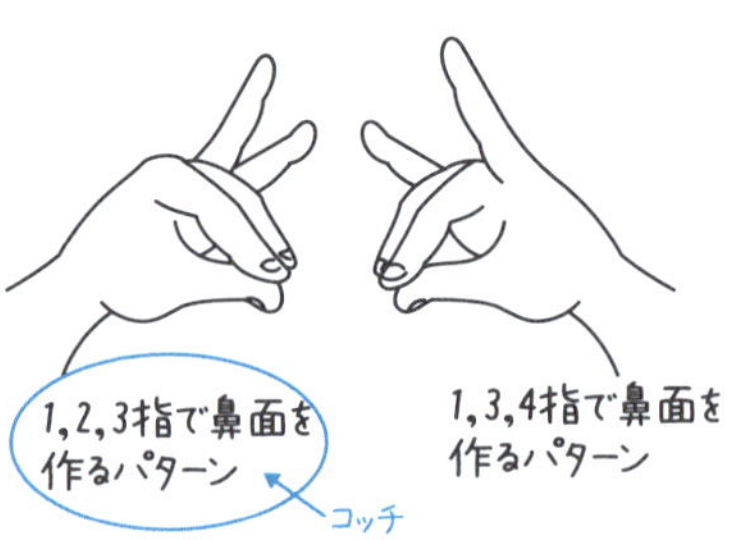
1,2,3指で鼻面を作るパターン
コッチ
1,3,4指で鼻面を作るパターン

えば小さな物を摘み上げる動作を行おうとするときも同じである。

第1指と第2指を同じ方向に向け、先端の長さを揃えて

操作をする。ちょうど、指を「影絵で狐を作る」形にして、そこから、第3指だけを離して伸ばした形だ。2本の指が別の方向を向いていたり、長さが違っていたりしたら摘めるはずのものも摘めない。あっ、「影絵の狐」は地方によって第4、第5指を立てるやり方と、第2、第5指を立てるやり方があるらしい。もちろん、ここでは前者を想定してます。

図3-1

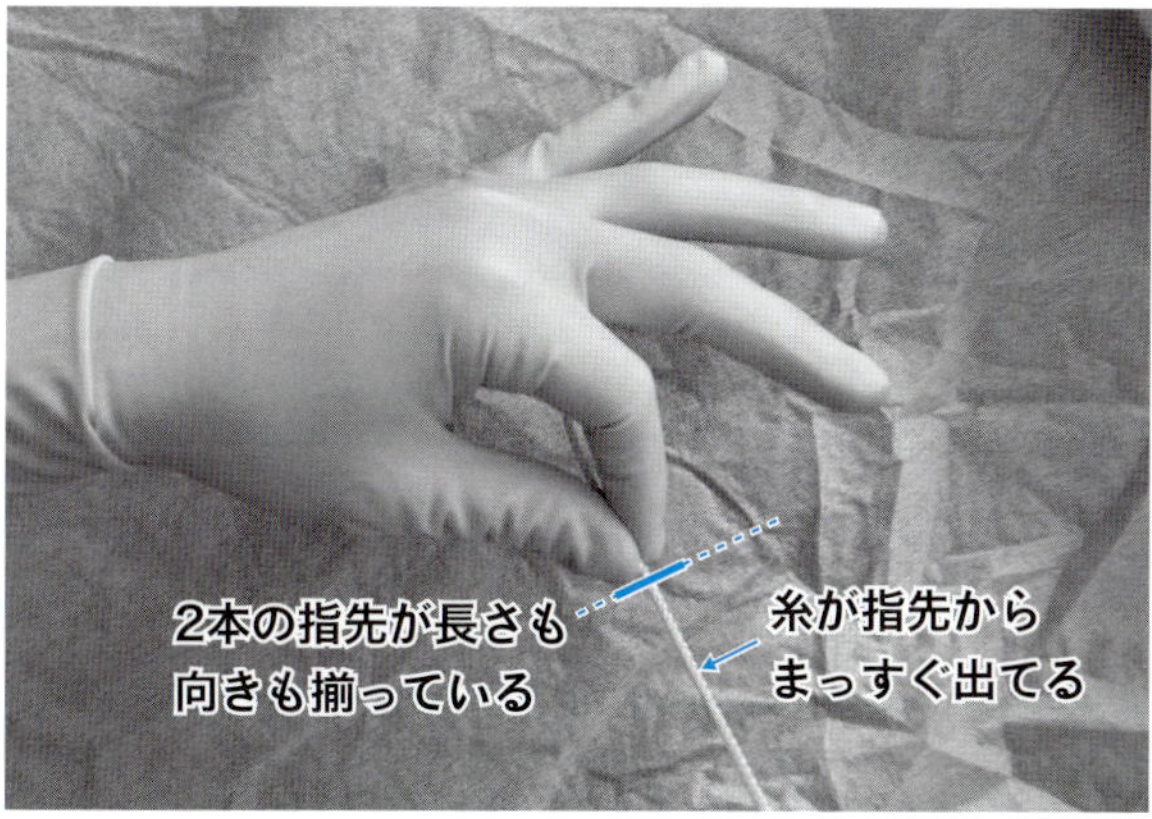
2本の指先が長さも
向きも揃っている
糸が指先から
まっすぐ出てる

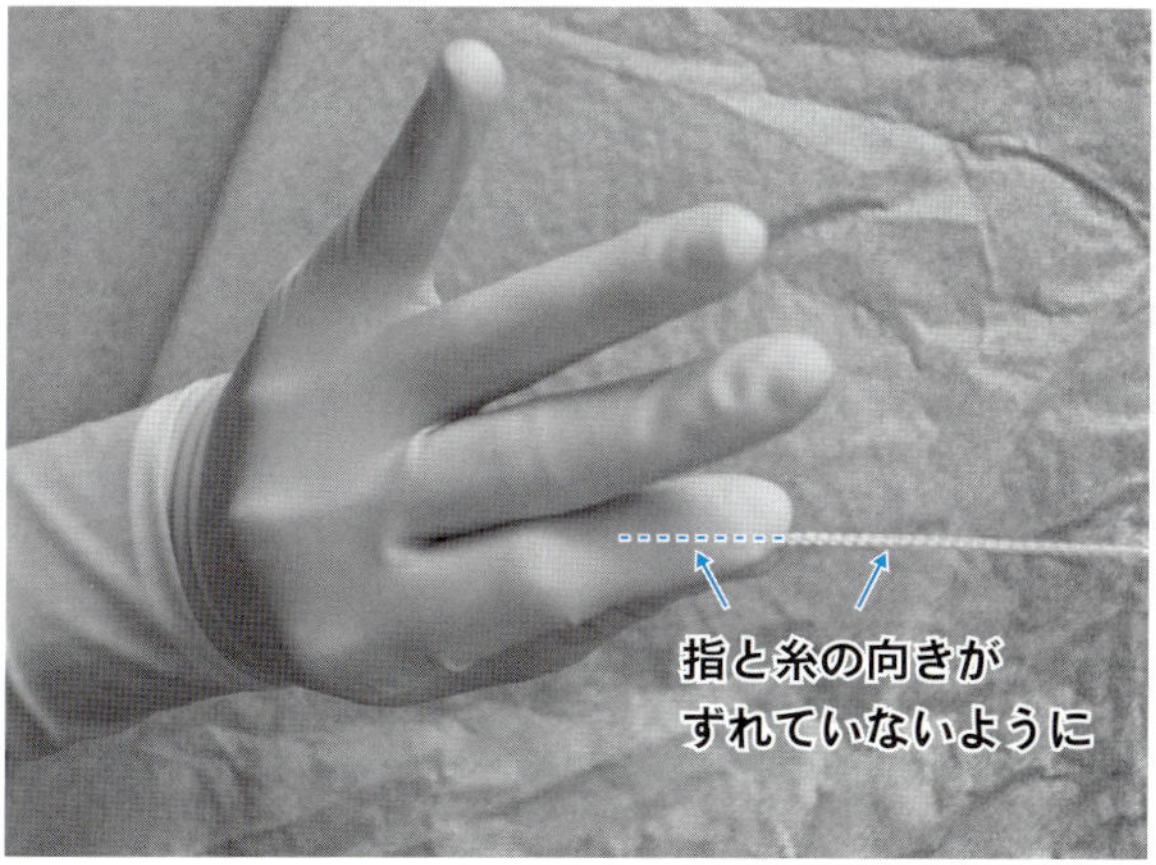
指と糸の向きが
ずれていないように

手術中に道具を使わずに小さな物を持つときもこの原則は変わらない。典型的なのが糸結びをするときである。手を影絵の狐のポーズにして第3指だけを離し、糸は両手の第1指と第2指で糸の端を摘んでテンションを保つ（**図3-1**）。原則として指の向きと糸の向きは同じである。実際の糸結びの細かい操作は写真付きで後述する。

これを読んでいて、第1～2指が平行じゃなくたって、長さが違ってたって良いじゃないかと考えている人も多

いと思うが、da Vinciのようなロボット手術は、まさしく第1～2指の長さを揃えて平行にした状態で全ての操作を行うんですよ。それができなくなりますよ。

そりゃ、将来もっと技術が進歩すれば、腹腔の中で5本指が自由な方向に動くロボットなんてものもできるのかもしれないが……。

3-2

糸の持ち方：糸を緩ませずに持ち替えるところから始まる

糸は第1～2指、または第3～5指でピンと張る

縫合で第1結紮をする前は、糸は緩んでいる。しかし、第1結紮を締め込んでから結紮が終わるまでは、常に糸はピンと張った状態（テンション）を保たねばならない。それができないと縫合が緩んでしまう。深部の血管結紮などで、血管を掴んだ鉗子の先にケリー糸を引っ掛けて結紮を開始するときは、第1結紮をする前からテンションを保たねばならない。それができないと糸が血管を保持した鉗子の先から外れてしまう。

テンションを保つには、両手の第1指と第2指で糸の端を摘んでテンションを保つのが原則である。

ただ、当然ながら操作中に第1～2指を糸から離さねばならない瞬間が必ずある。そのときは残りの3本の指で糸を保持してテンションを保ち続けねばならない。理屈で考えればごく当たり前のことであり、その持ち替えが結紮操作の最初のステップなのだが、そこがしっかり書かれている手術書というのは見かけたことがないので、少々詳しく解説しよう。

第1～2指から第3～5指への糸の持ち替え

第3～5指は糸を保持するものであり、結紮の操作をするわけではない。したがってその基本は、

Ⓐ糸のテンションを保つこと。すなわち、少々引っ張られても糸が抜けないように3本の指にしっかり絡めること。

Ⓑ第1～2指で患者側の糸を摘む動作にすぐ戻せること。すなわち、第1～2指に近い第3指側に患者側の糸があり、第5指側に糸の端があること。

の2点である。

ここから先は写真を使って示そう。この本の中ではほぼここだけ、つまら…真面目な教科書チックな語りになることをお断りしておく。

①まず糸の端を第1～2指で摘む。

②第3・4指を伸ばし（**図3-2①**）、手を向こう側から手前に向けて引っ張ってきながら、第4指に糸を引っ掛ける。ここでのコツは、掌を上に向けることと、指先が、右手なら左側に左手なら右側に向くように手首を強く曲げることである。なぜなら、第1～2指から第4指に向かう糸は必ず手掌側にあり、かつ第4指に対して垂直（写真では縦向き）になっているので、第4指から患者に向かう糸は手甲側にあって指に対して同様に垂直になっていなければならないからである。しつこいようだが、このように理屈で考えてほしい（**図3-2②**）。

③患者側の糸を、第3指の手掌側に通す。第4指の手甲側、第3指の手掌側と交互に通ることで糸が指に「絡んだ」状態となる（**図3-2③**）。

④そのまま第3～4指を握り込む（**図3-2④**）。

図 3-2
①〜③

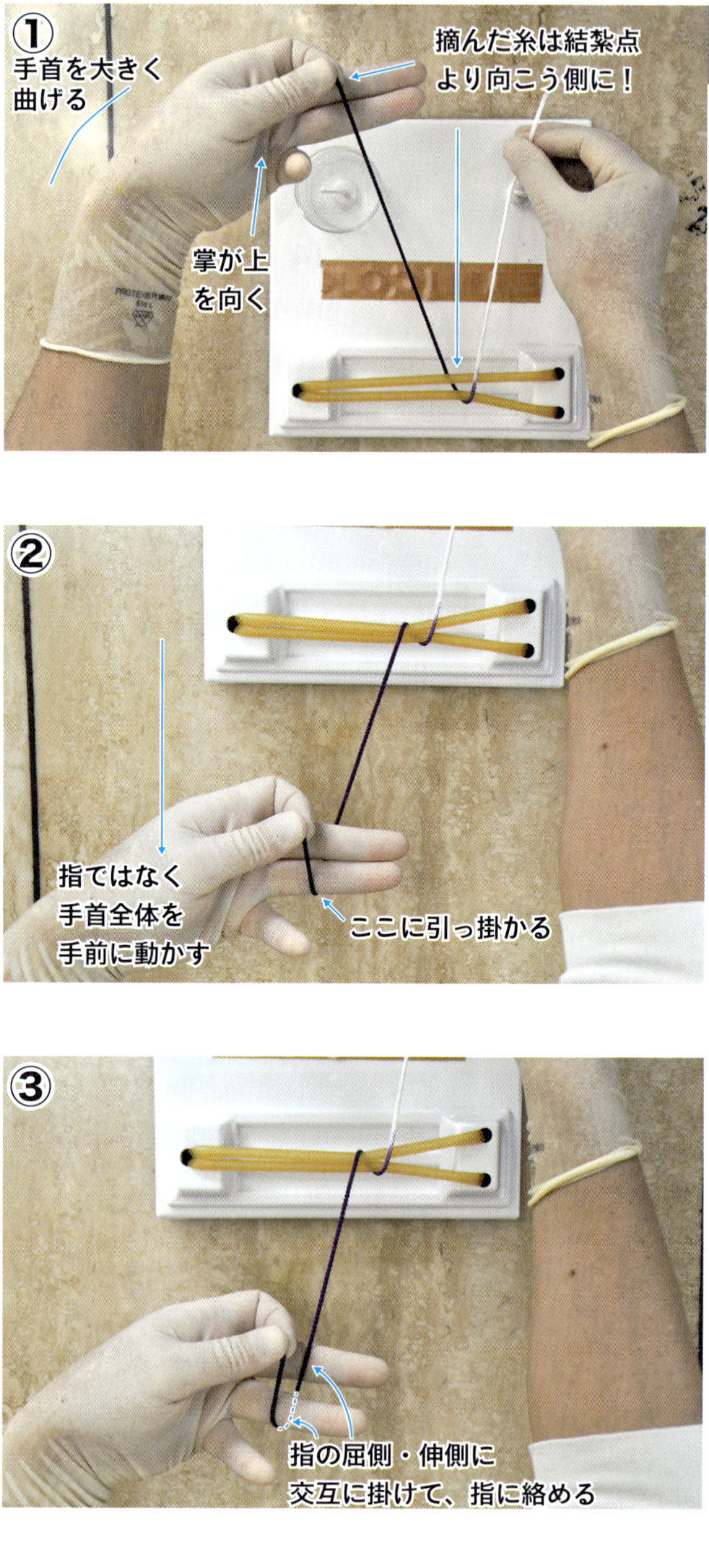

南江堂 HP 経由で
動画が閲覧できます

図3-2
④〜⑤

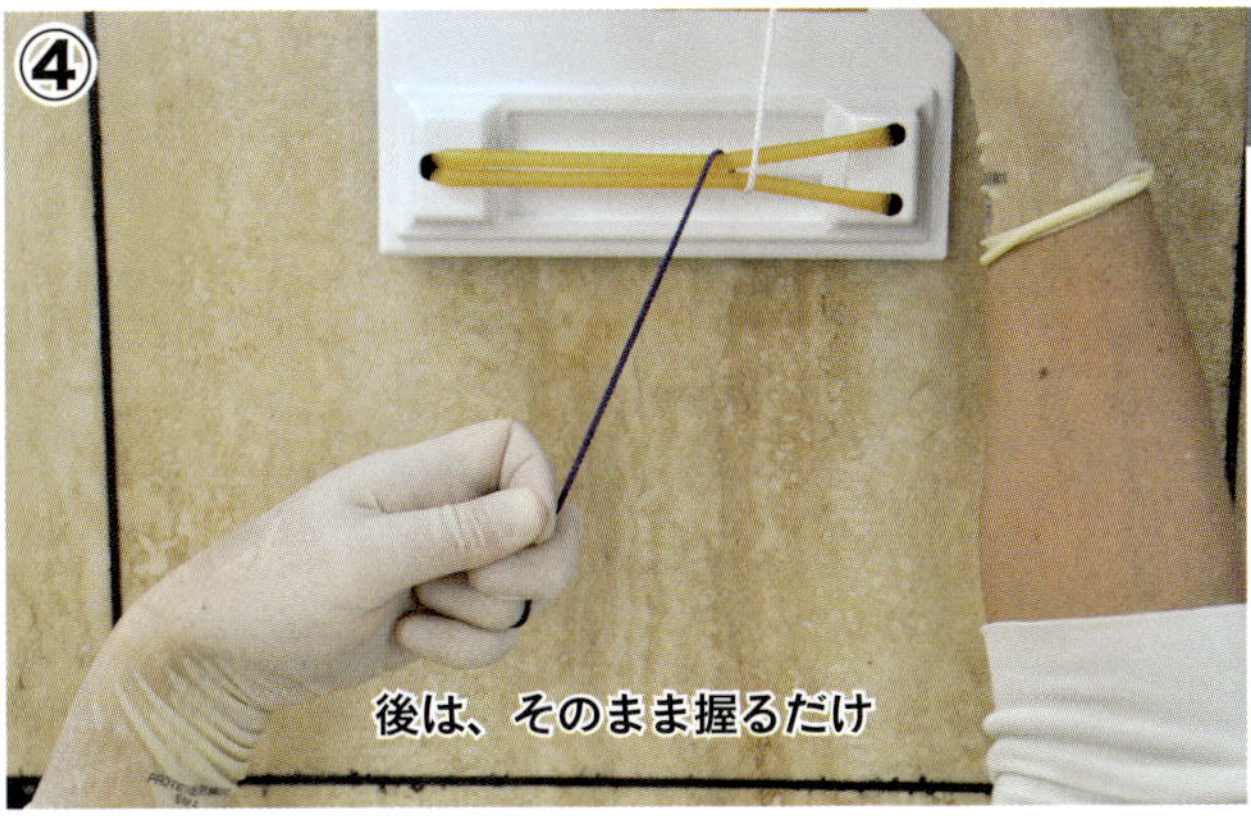

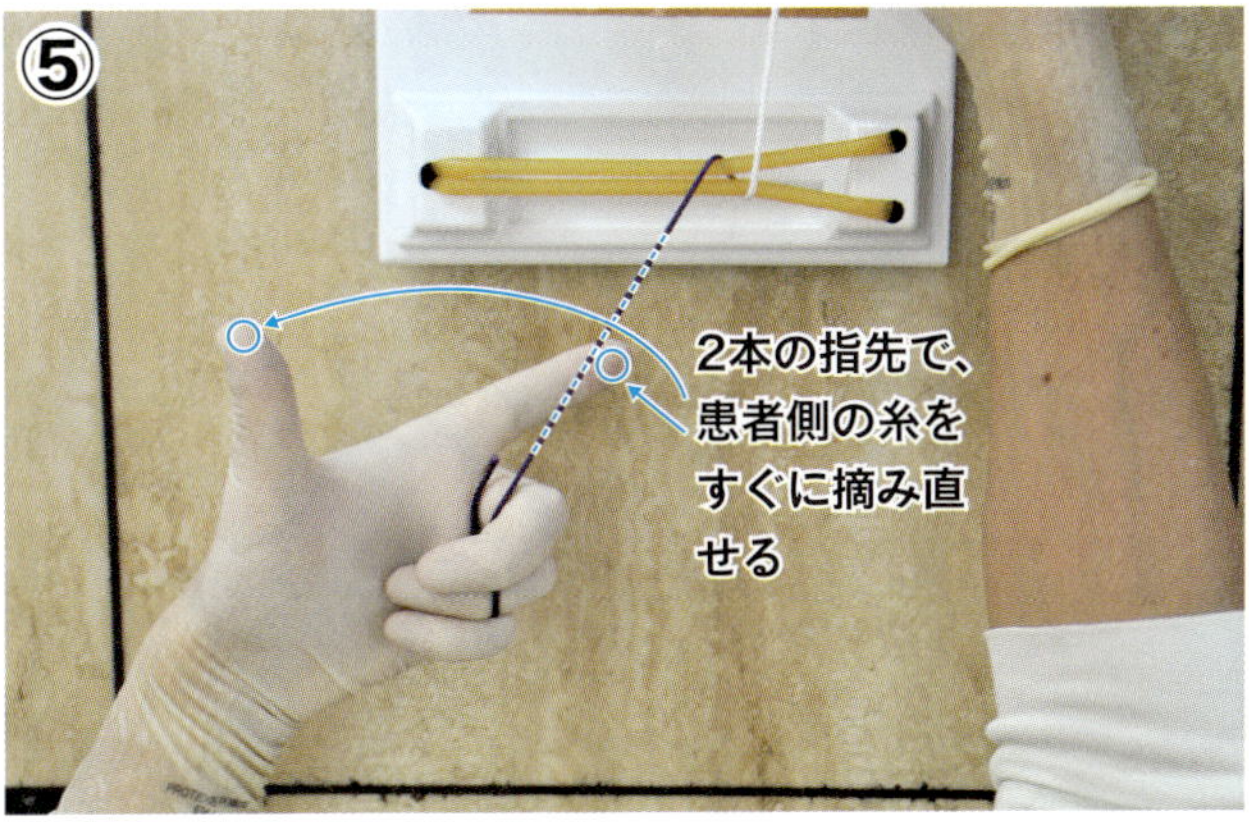

⑤第1～2指を離す（図3-2⑤）。

これで糸は第3～4指に絡めてテンションが保持されており、かつ患者側の糸を第1～2指で摘み直すこともできる。

もちろん、②の「第4指に糸を引っ掛ける」ってところは「第5指に糸を引っ掛ける」でも問題ない。極論すれば、握力に自身のある人なら3本の指に絡める必要はなく、初めから第3～5指で単純に握り込むだけでも構わない。前述のⒶⒷの条件を満たしていれば自己流で良い。

ここから糸結びが始まる。

3-3

両手結び単結紮：わざと理論的にややこしく書きます

糸結びの基本である両手結び単結紮の方法を、写真を示しながら解説していく。ただ、この本を読んできた人は分かると思うけど、単純に指の動かし方を示すだけにはしない。「なぜこう動くのか」ってことを理屈っぽく語りたい。

はっきり言って、単に指の動かし方を覚えるだけだったら、普通の教科書の方が読みやすいと思うので、「将来外科系の科に進む気はないし、応用なんかできなくっても良いや。とにかく今日の手術さえ乗り切れば」っていう内科志向研修医はそっちの教科書の方を読んでくれれば良い。もちろん、ここに書いてある結紮方法が唯一絶対の方法ってわけでもないこともお断りしておく。

①糸を左右第1～2指で摘んで糸にテンションを掛ける（どの糸をどの指で摘むべきかは次項「人差し指法と親指法はどっちが先か？」で述べます）。

②片方の糸を第3～5指に持ち替える（前項「糸の持ち方」を参照のこと）。もし針付きの糸を使っているのなら、針の付いている方を第3～5指に持ち替える（理由は⑤に書きます）。私の場合、左手側の糸を持ち替えることが多いので、以降はこちらを左手として解説していく。

③掌を上に向けながら、左手の糸を左手第2指の端に掛ける（第2指に掛けるのでこの方法を一般的に「人差し指法」と呼ぶ）。当然だが、この糸の端は第3～5指で握っているので、引っ掛かるのは第2指の橈側（言うなれば、第3～5指の反対側）になるし、第2指を山の頂点として、患者側の糸と第3～5指側の糸とが山の裾野のようにするためには、手全体を向こう側（自分の体から離れた側）に持っていくこととなる（**図3-3①**）。前項「糸の持ち方」で書いたことと同じ理屈で動いていることに注意してほしい。

④右手の糸が左手の糸と左手第2指の腹でバッテン（×）を作るように右手の糸を動かし（**図3-3②**）、そのバッテンを左手第1指で押さえる（**図3-3③**）。このとき、左手の形が「狐の影絵」（第1指と第2指の先が同じ長さになっていて同じ向きを向いている）になっていること。これで糸はバッテンを頂点とした輪の形になり、その輪に左手第2指の先が通っている形になる。バッテンを第1～2指で押えてあるので右手は離しても糸のテンションは保たれるが、この時点では持ったままの方が良い。なお、バッテンのところではなく、輪の中で第1指と第2指の腹をくっつけているやり方もあるが、私は両方の糸のテンションを確実に保つために、必ずバッテンそのものを押さえるようにしている。

⑤さて、この時点でどうすれば結紮が完成するのかを、

図3-3
①〜③

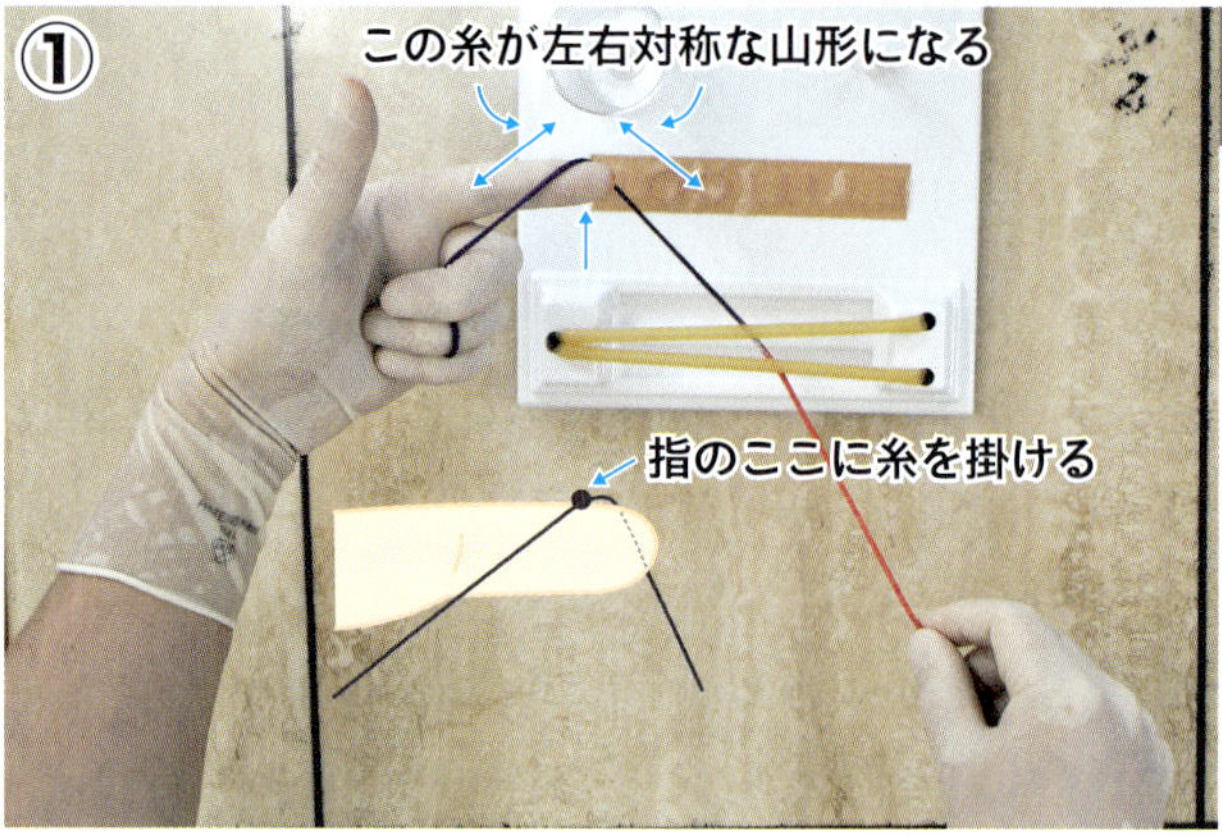
①
この糸が左右対称な山形になる
指のここに糸を掛ける

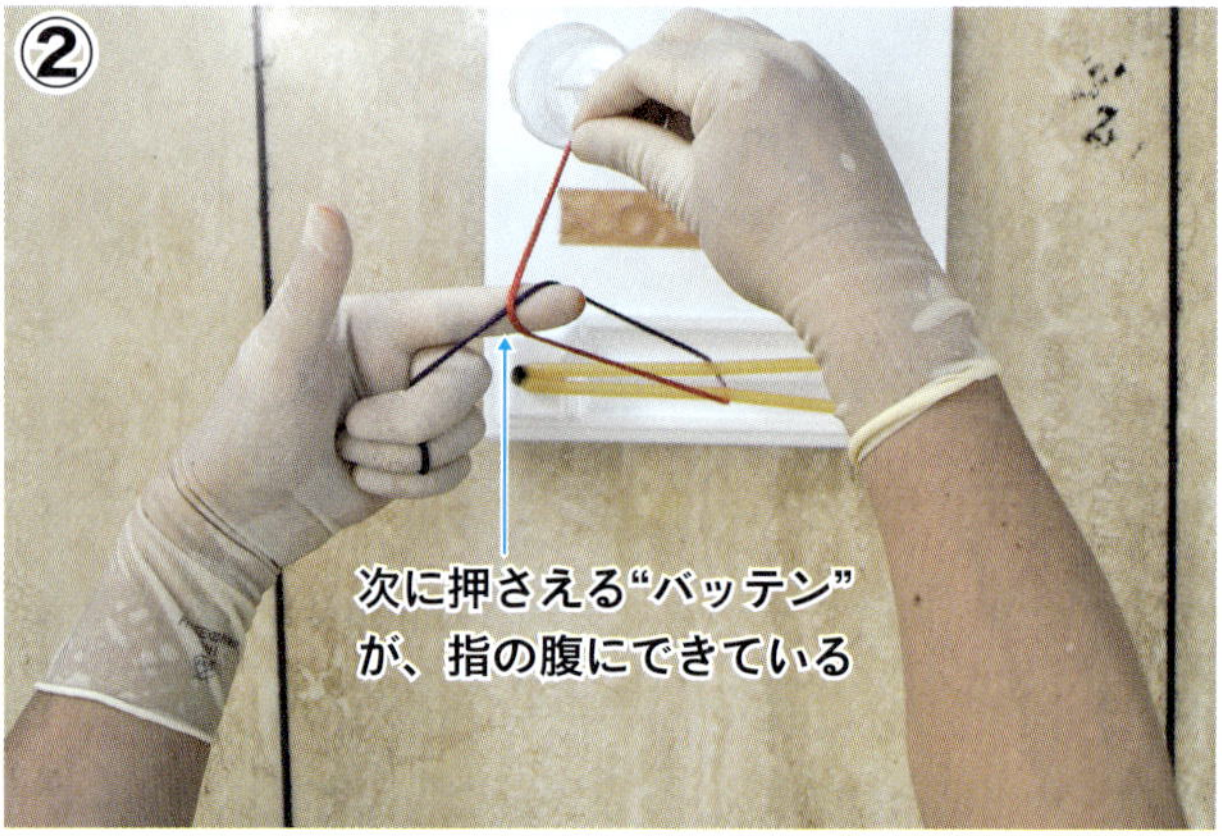
②
次に押さえる"バッテン"
が、指の腹にできている

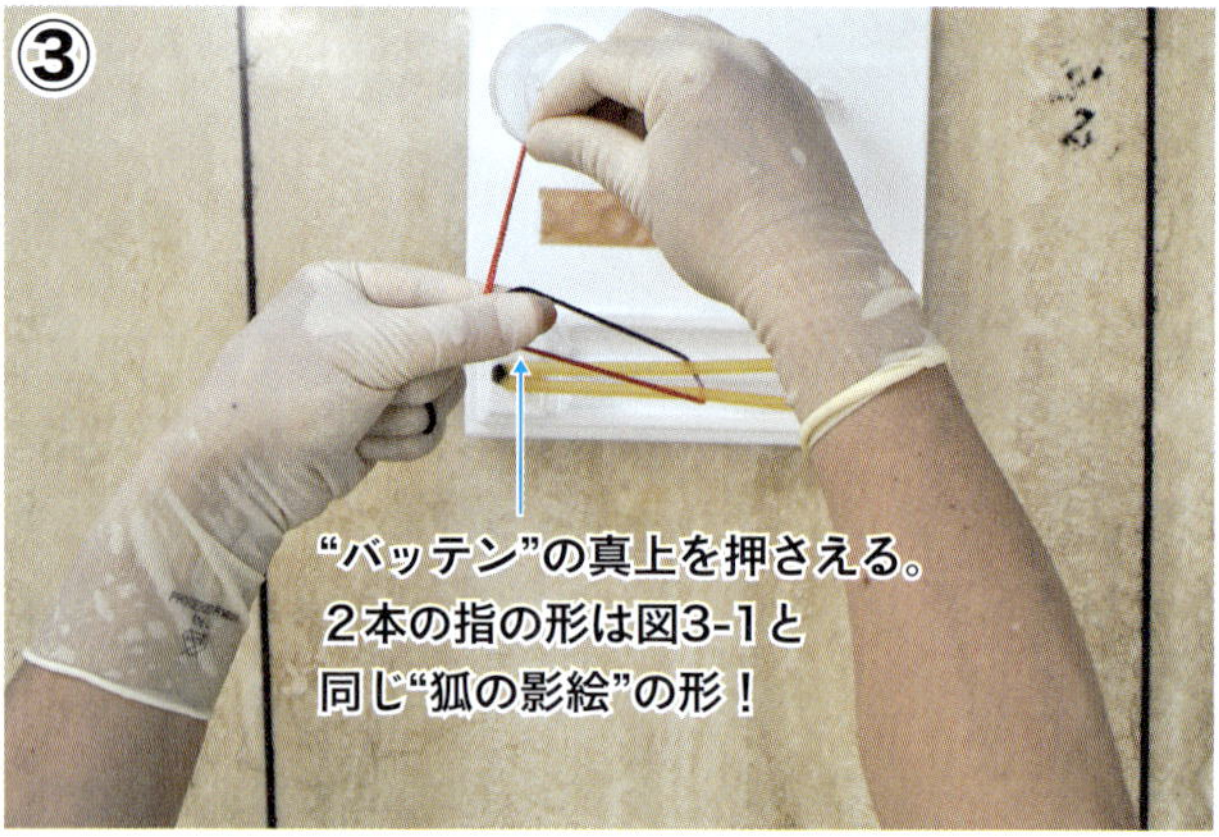
③
"バッテン"の真上を押さえる。
２本の指の形は図3-1と
同じ"狐の影絵"の形！

観察して考えてほしい。

南江堂 HP 経由で
動画が閲覧できます

図3-3
④～⑥

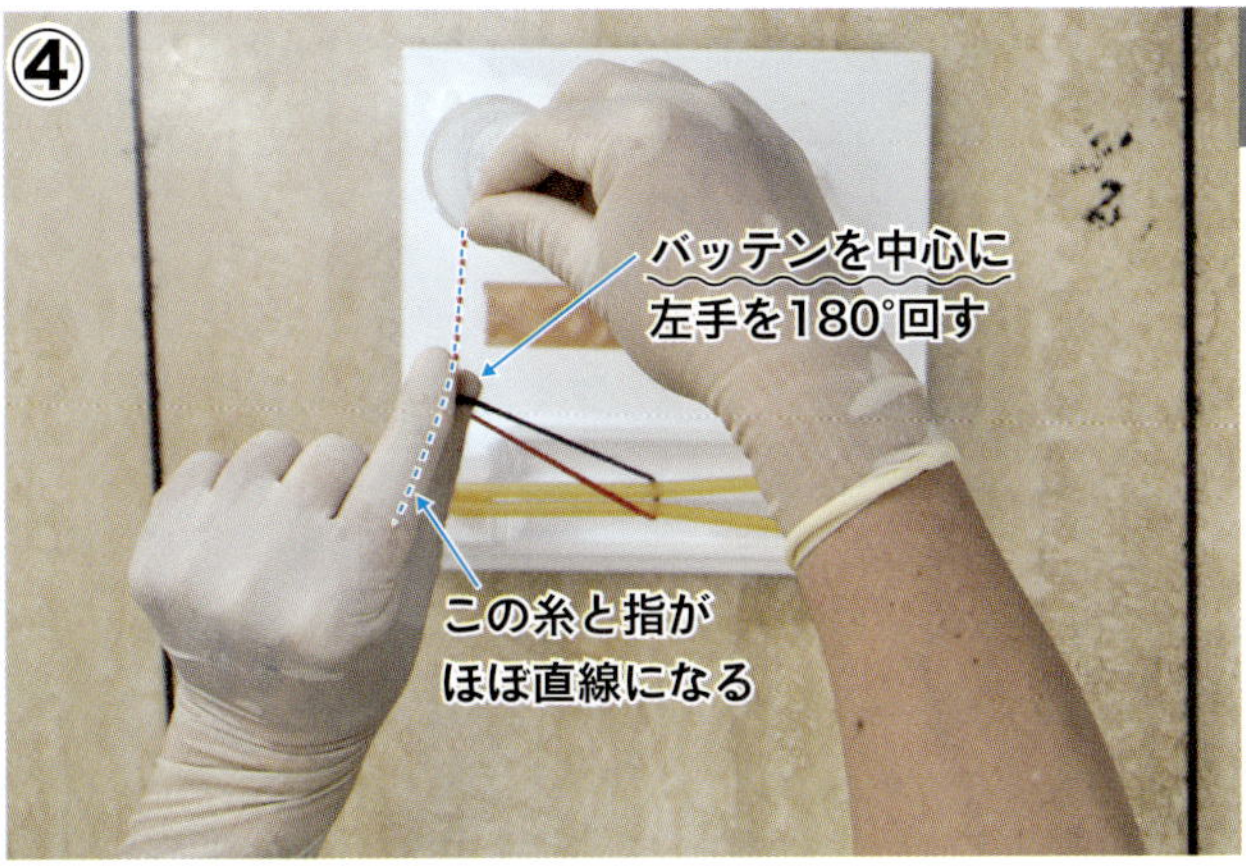
④
バッテンを中心に
左手を180°回す
この糸と指が
ほぼ直線になる

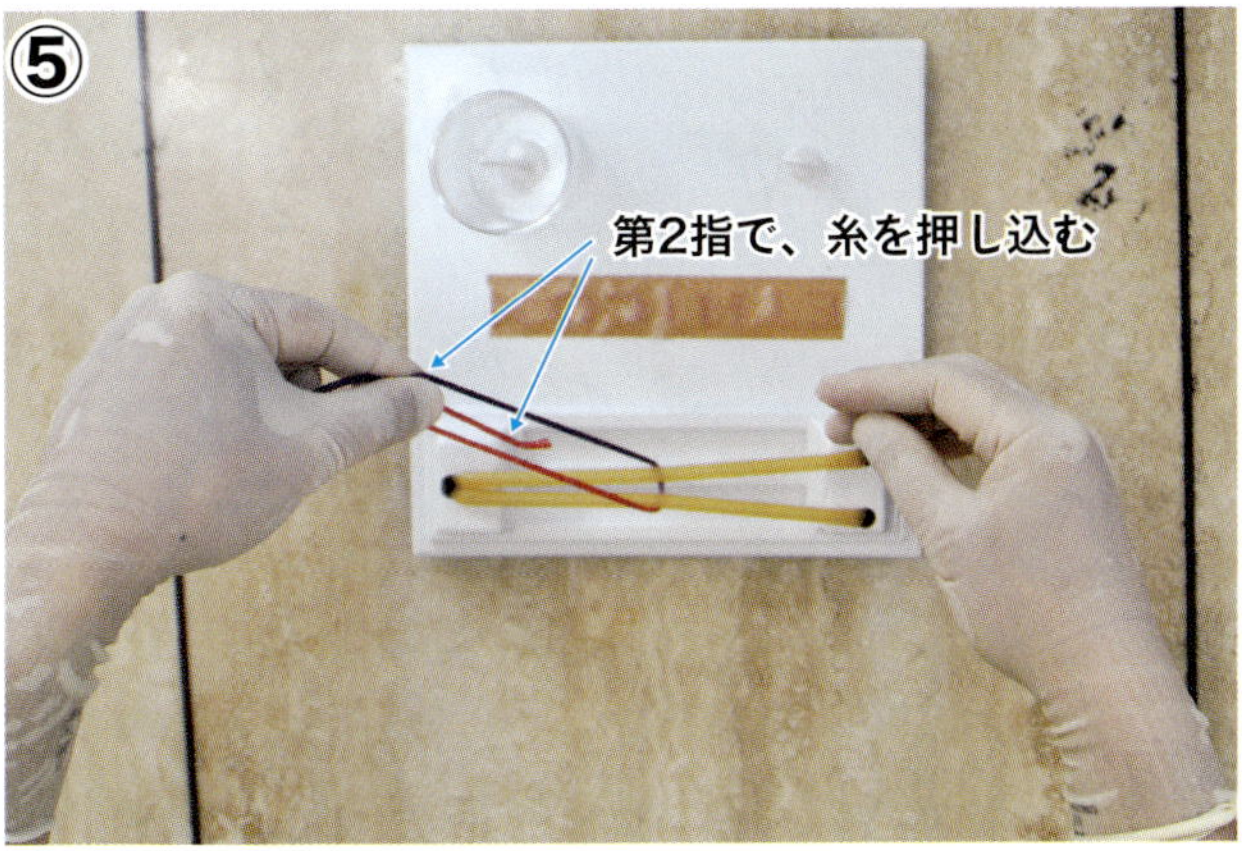
⑤
第2指で、糸を押し込む

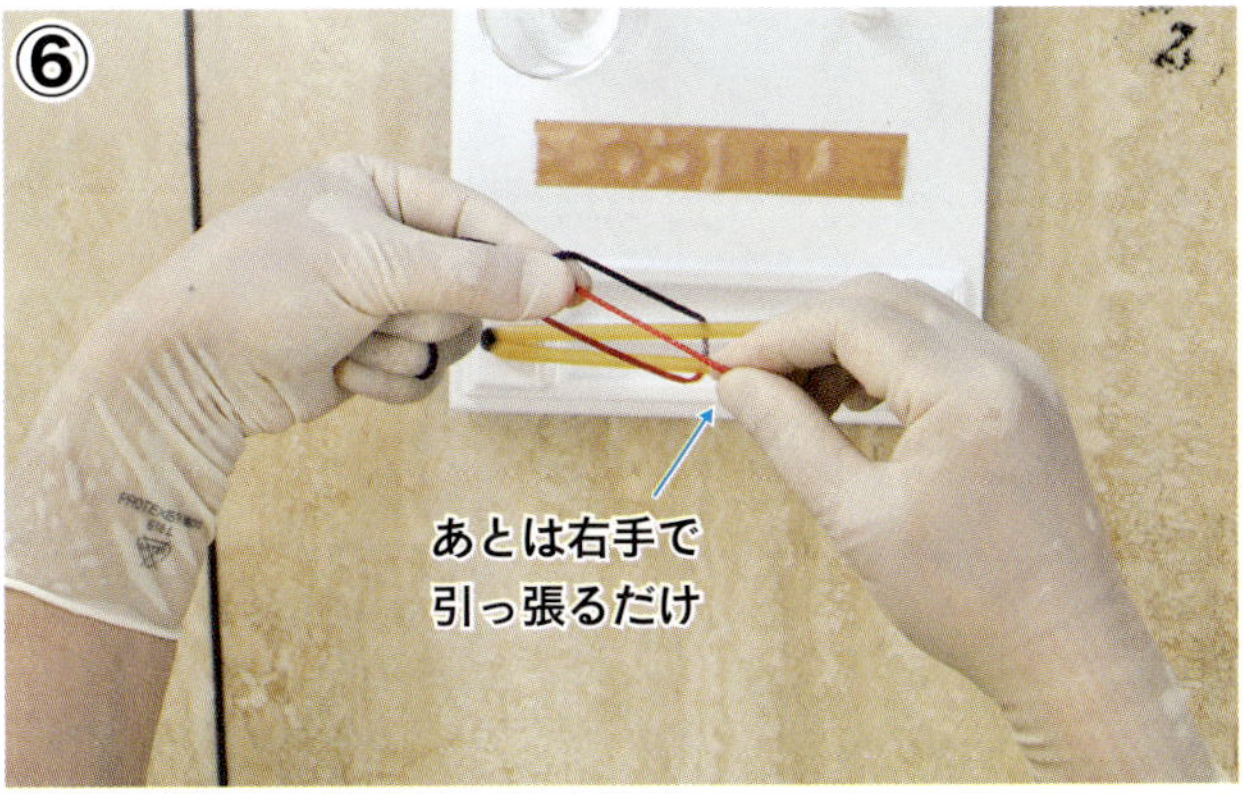
⑥
あとは右手で
引っ張るだけ

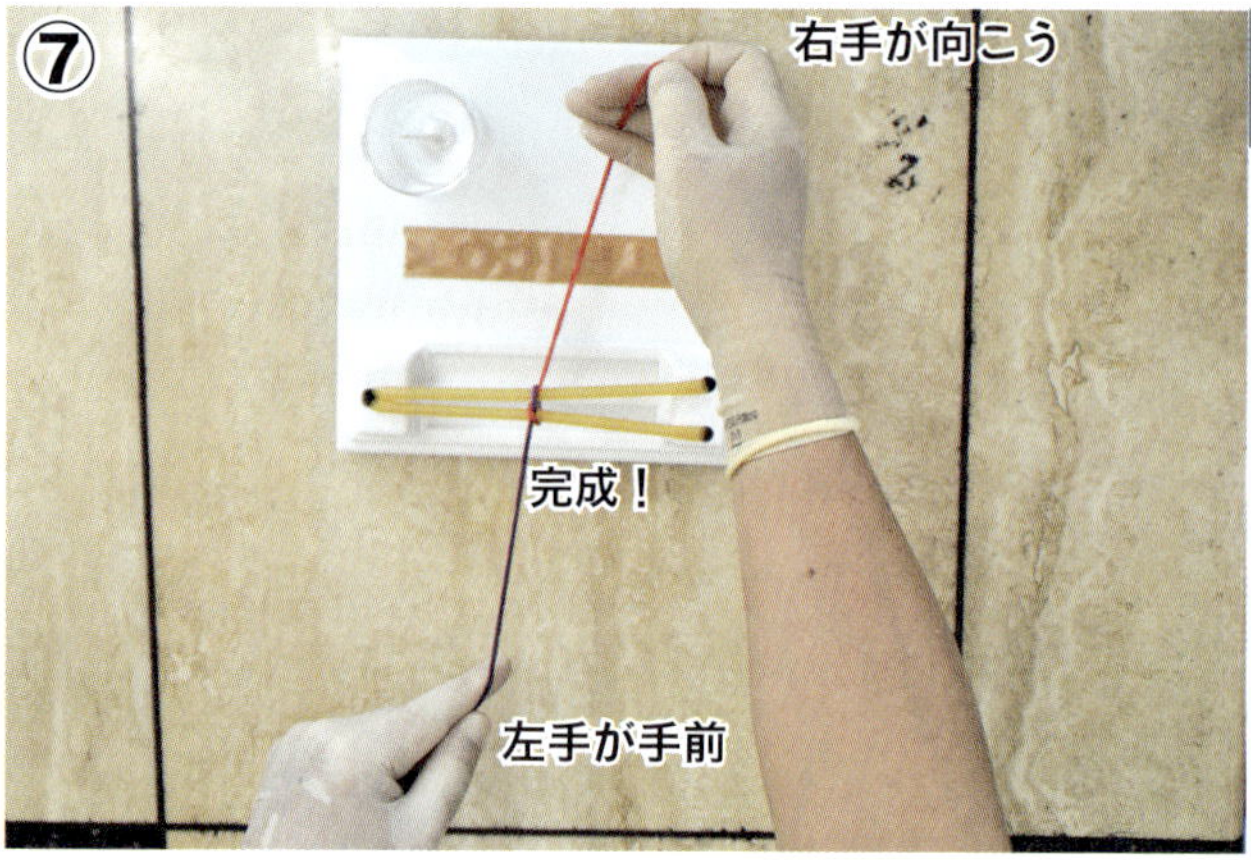

図3-3 ⑦

もともと右手で持っていた糸の端を、輪の向こう側から手前側に（**図3-3③**では左側から右側に）押し込めば良いってことは分かるだろう。ちなみに、輪を通る糸の先に針が付いていたら危険だ。だから、右手側の糸の端に針が付いていたらまずいってことだ。もちろん糸の端を押し込む動作の間に糸を緩ませないこと（バッテンを押さえ続けること）も必要だ。さて、じゃ何で押し込めば良いのか。穴に通せる指なのだから左手第2指（学生に教えるときはこれをラケットと読んでいる）しかない。バッテンを中心に（どこに回転の中心があるかを意識すること。後で「針は回すな」の項（p83）に書く針の回転中心を意識するのと同じだ）左手を180°回して（これをバックスイングと呼んでいる）今度は左手第1指が輪を通るようにする（**図3-3④**）。で、ラケット（左手第2指）の前（左手第1～2指の間）に右手で持っていた糸を（これがボールだ）持ってきて、ここで右手を離す。糸は「ケリー糸」と同じように指からまっすぐ伸びるような形にするのがベスト。で、左手第2指で糸を輪に押し込みながら、左手を180°さっきと逆に回し戻して（言うなれば、糸が輪を通るときがインパクトだ：**図3-3⑤**）、第2指が輪を通っている位置（フォロースルー）に戻す。

⑥通った糸を右手で持ち直して（**図3-3⑥**）、両手を引っ張れば完成である（**図3-3⑦**）。もちろん、深部結紮の場合は結紮点の向こう側の糸を右第2指で押し込むという操作も必要となるが、これは「指の押し込み」の項（p75）で述べる。

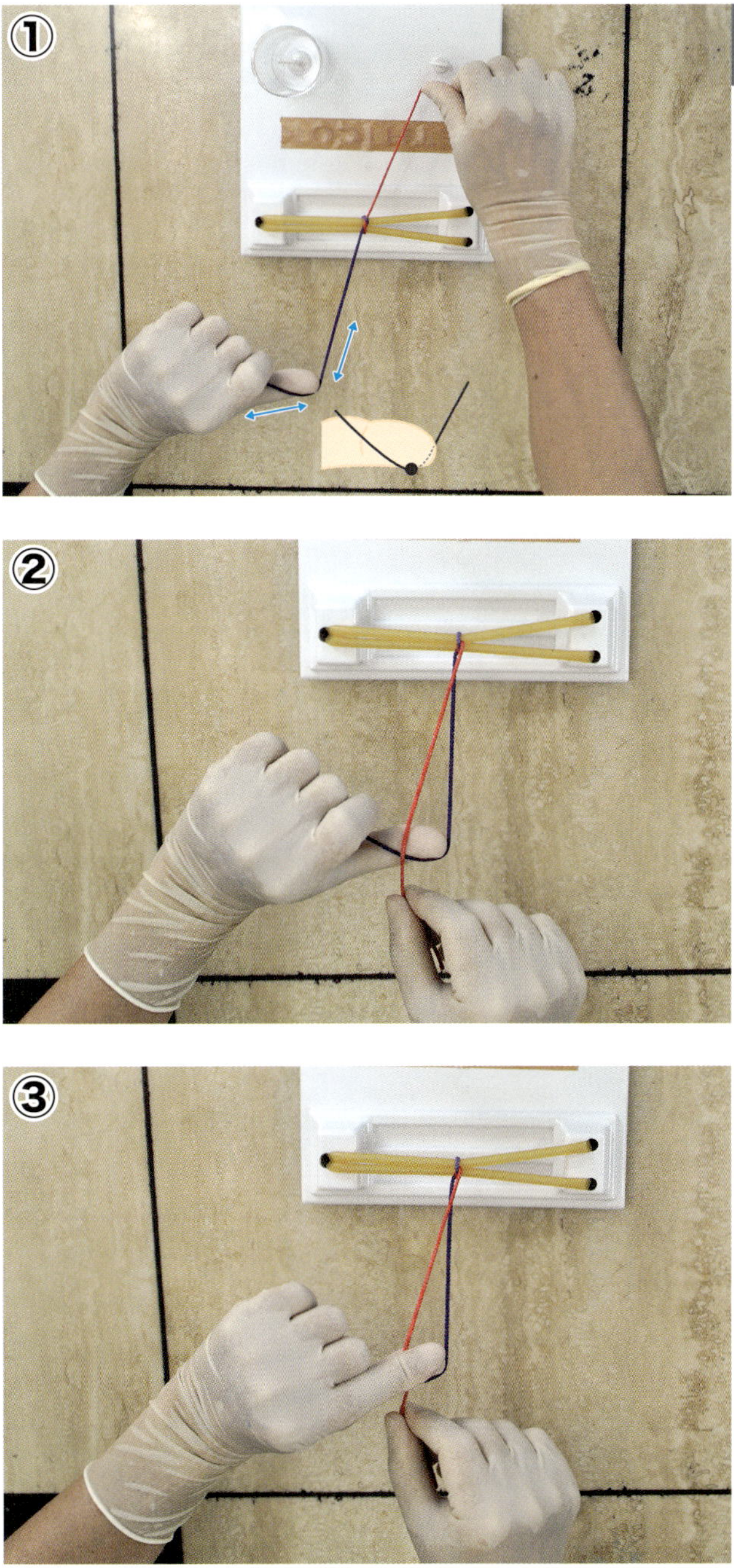

図3-4
①～③

分かったと思うが、たかがこれだけの糸結びの動きの中に、この本のいろいろな項で書いている指の動きの基本的理屈がぎっしり入っているのである。

さて、第2結紮だが、これは写真のみに留め、詳しい解説は書かない（図

南江堂HP経由で
動画が閲覧できます

図3-4
④〜⑥

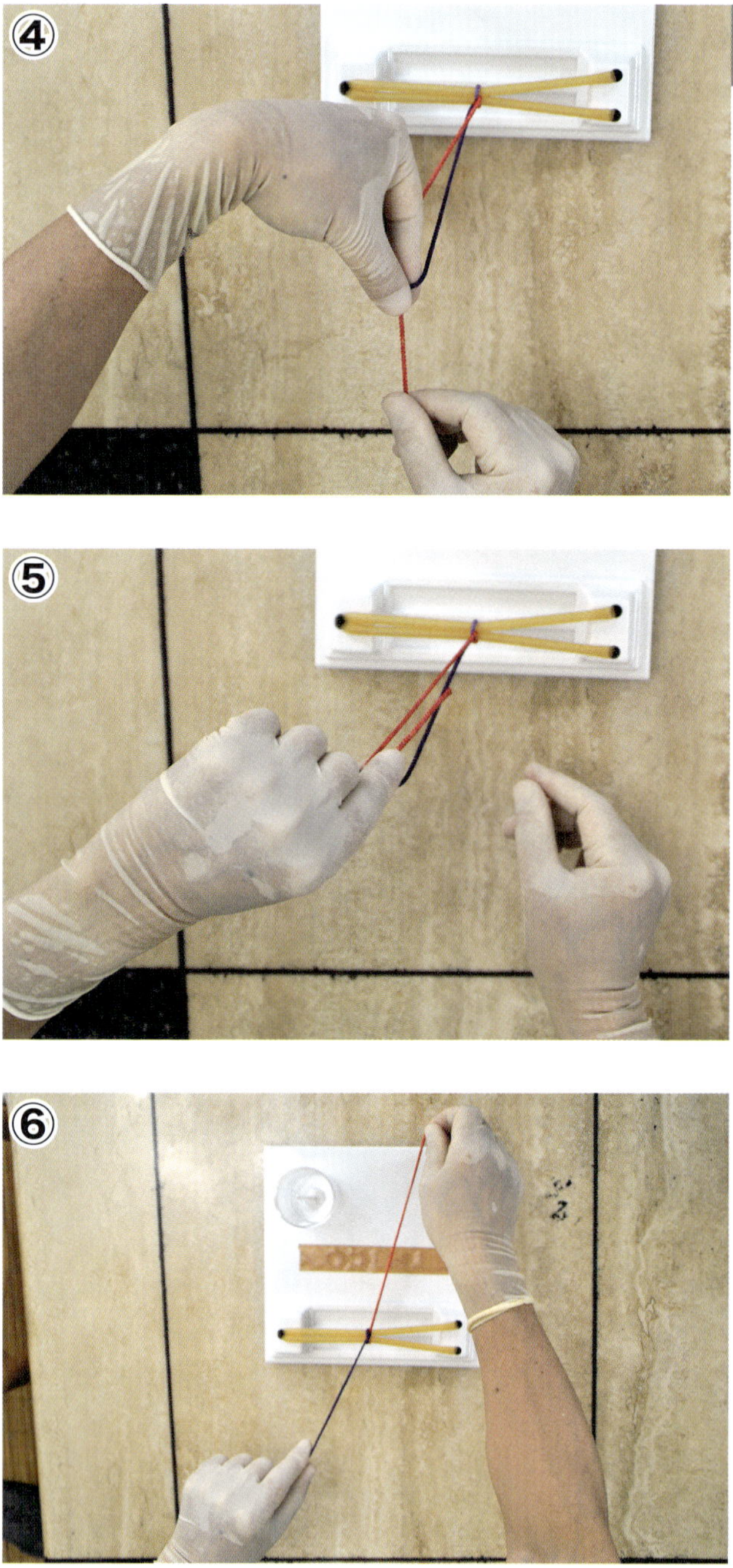

3-4①〜⑥）。なぜなら、第2結紮は第1結紮の第1指と第2指が入れ替わって裏返しになっているだけで（これで名前は想像がつくだろう。そう「親指法」である）、基本的理論は全く同じだからである。

基本的理論を理解していれば、写真を見る必要すらもなく、自分で正しいやり方に到達できるはずだ。自信のある人はぜひトライしてみてほしいし、やり方を知っている人は、ひとつひとつの動きに込められている基本的理論を振り返りながら、ゆっくり結紮をしてみてほしい。

3-4 人差し指法と親指法はどっちが先か？：「バッテンと輪」に注目

輪が捻じれないように

ここで、じゃあ人差し指法と親指法はどっちが先なのか？……という疑問が湧くはずだ（しつこいようだが、こういう発想が浮かぶようになってほしい！）。

第1結紮で糸を締め込むときに「手前の糸は向こうに向けて、向こうの糸は手前に向けて締めろ（フラットという言い方もある）」と指導される。これは逆にしてしまうと輪が途中で捻れ、結び目のところ1点で糸が180°折れ曲がることになって、糸が切れやすいのと同時に、強い締め込みが行えなくなるからである（**図3-7**）。

向こうの糸は向こうに押し、手前の糸は手前に引く

切開が糸を結ぶ自分の体に対して横向きである（縫合糸が自分に対して、手前側と向こう側から出ている）場合は理解しやすい。

先ほどの人差し指法のところで、「第2指を山の頂点として、患者側の糸と第3〜5指側の糸とが山の裾野のようにするためには、手全体を向こう側に持っていく」と書いてあったことを考えれば簡単である。結紮を開始するとき（バッテンを作る前）には、手前の糸は手前に引き、向こうの糸は向

こうに押すのが自然だ。逆にやったら、意図的なバッテンを作る前に糸が交差してしまうので、輪が捻れてフラットな締め付けがやりにくくなる。したがって、左手で最初に持った糸が向こう側にあるものならば、結紮の開始時にそれを向こうに押す動作をする結紮法、つまり人差し指法が第1結紮になる（**図3-3**①、②）。逆に左手で持っている糸が手前側にあるものならば、親指法を第1結紮とすれば良い（**図3-4**①、②）。

右の糸は左手で持ち、左の糸は右手で持つ

切開が糸を結ぶ自分の体に対して縦向きである（縫合糸が自分に対して、右側と左側から出ている）場合は少々理解しにくい。

ここでも先ほど書いた「バッテンを頂点とした輪の形」のところを思い浮かべてほしい。当然ながら、輪が途中で捻れていたらフラットに引っ張ることはできない。ということは、輪ができたときに左手で把持している糸はもともと右側にあった糸だということだ。

では、場面を少し戻して、右の糸を左手で、左の糸を右手で掴んでそのまま右手を右に、左手を左に引いてみよう。当然ながら両方の糸は交差している。すなわち、どちらかの糸が手前側、もう一方の糸が向こう側になっている（その交差点が後にバッテンになるというわけだ）。で、ここから先は横向き切開のときと同じ発想ができるはずだ。「バッテンを頂点とした輪の形」をきれいに作るにはどうしたら良いか。自分で考えてみてほしい。

もう難しくはないだろう。向こう側にある手で人差し指法を始めれば良い（**図3-5**）。

実際には多くの外科医が、右側の糸を左手で持って引っ張るときに、半ば無意識に向こう側を通すようにして、そこから左手で人差し指法を行っていることが多いようである。もちろん、最終的には

図3-5
①〜③

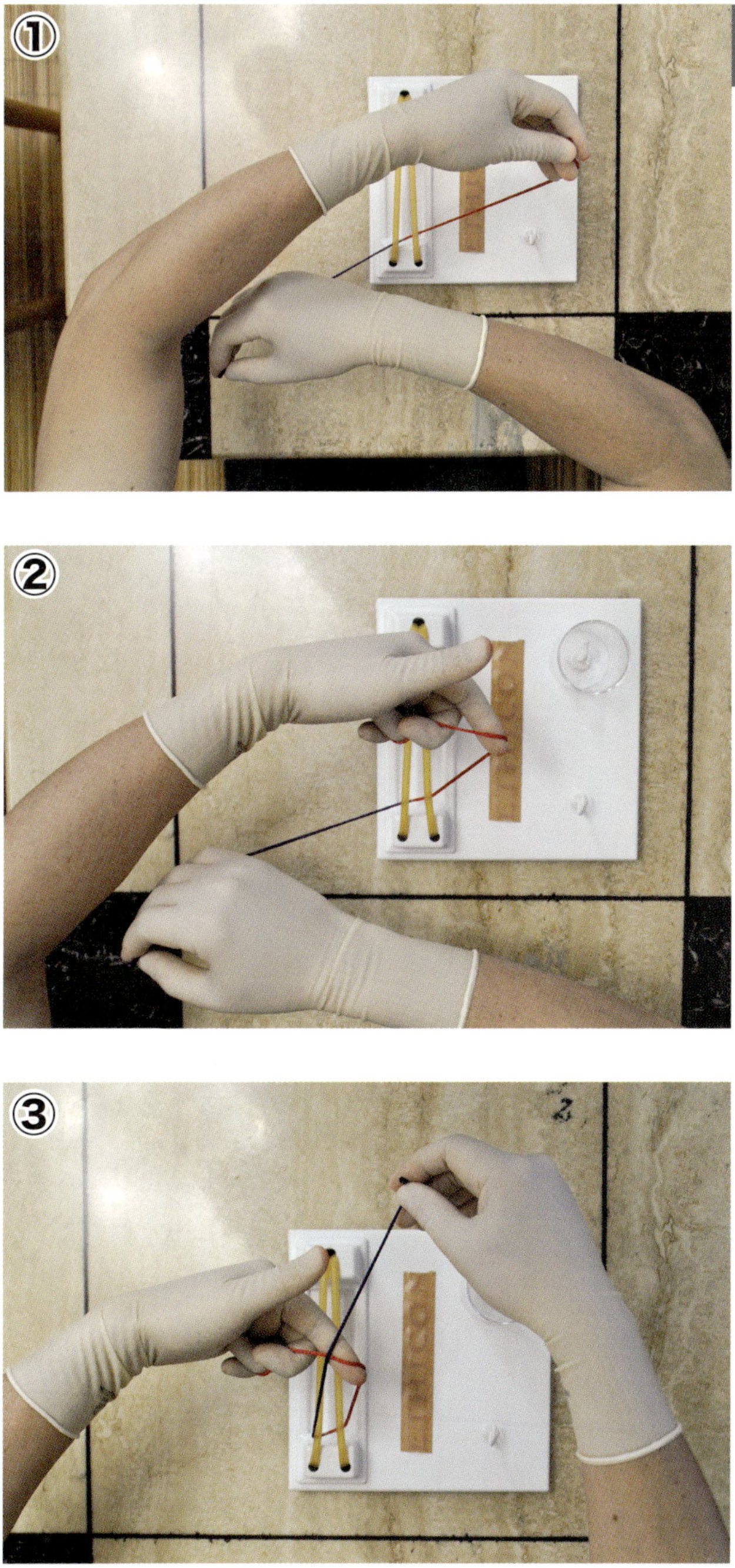

図3-6
①～③

①
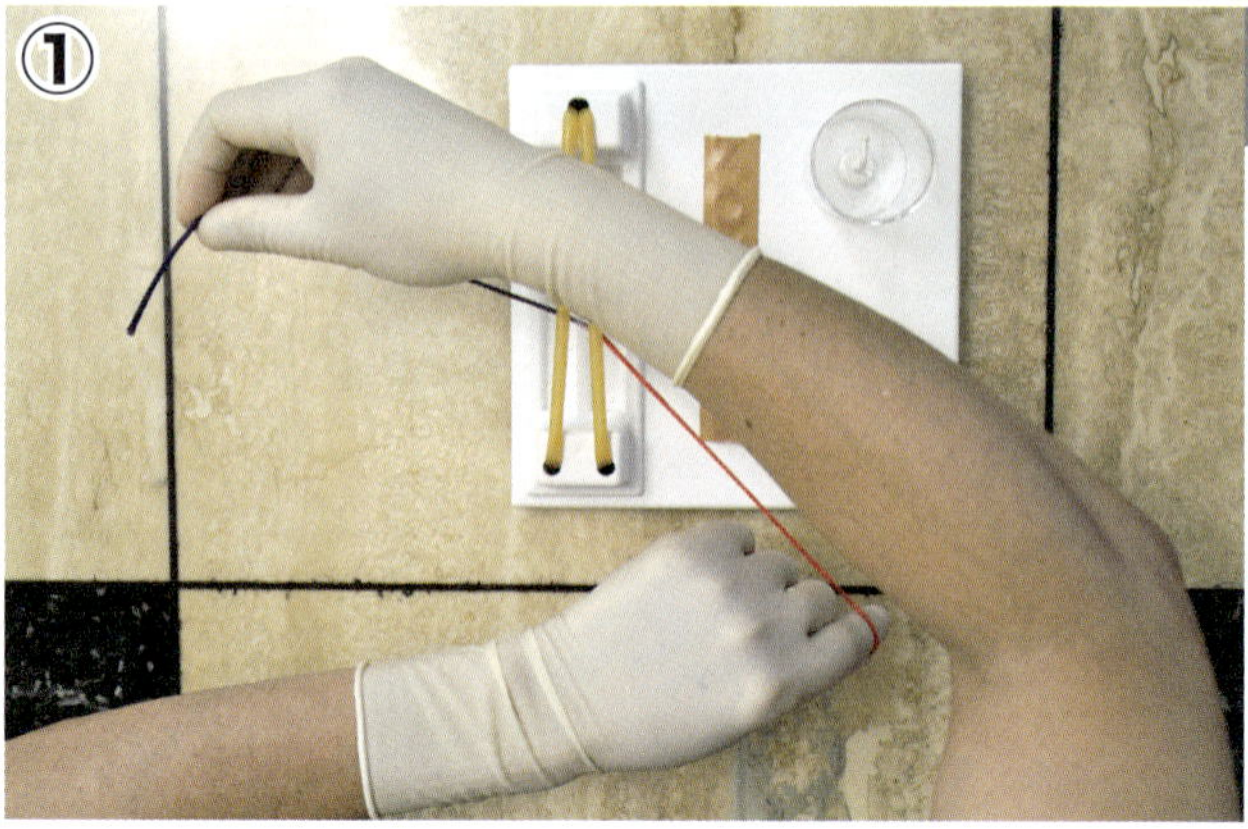

②
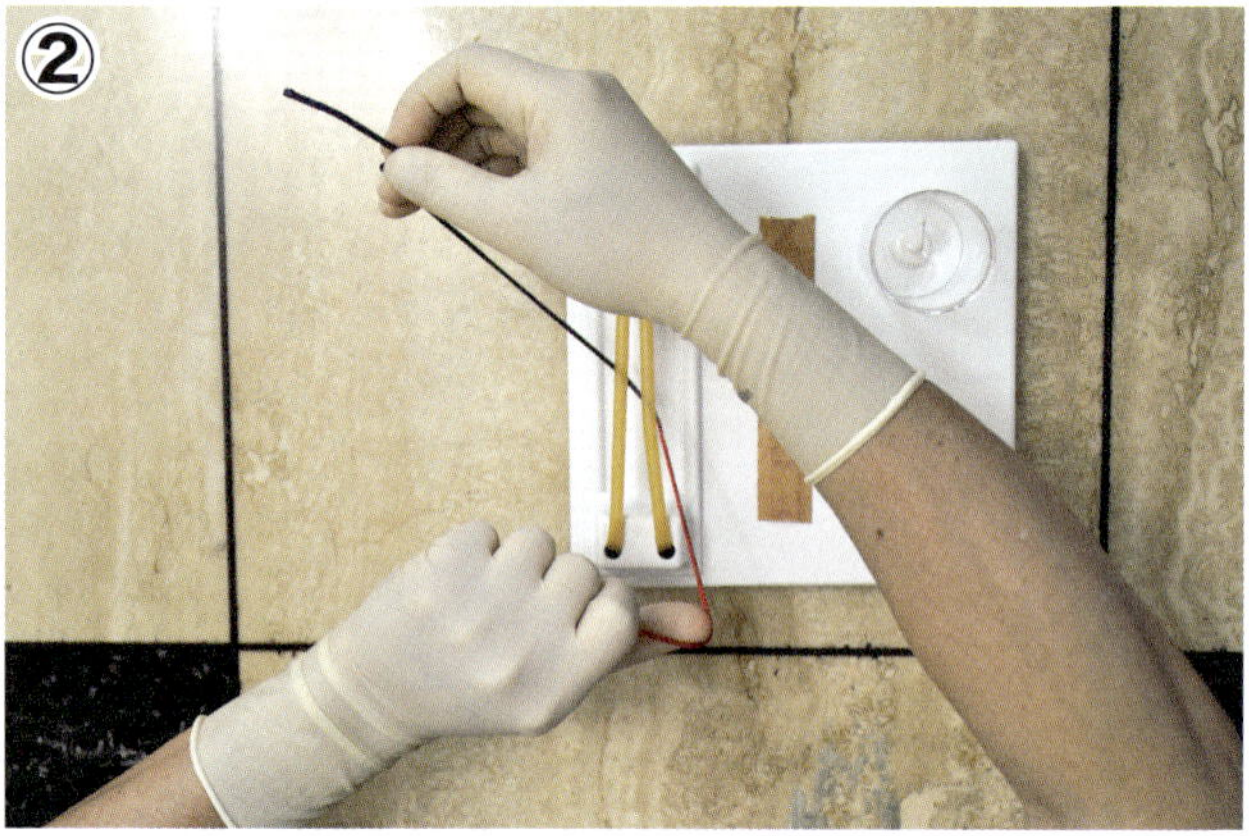

③
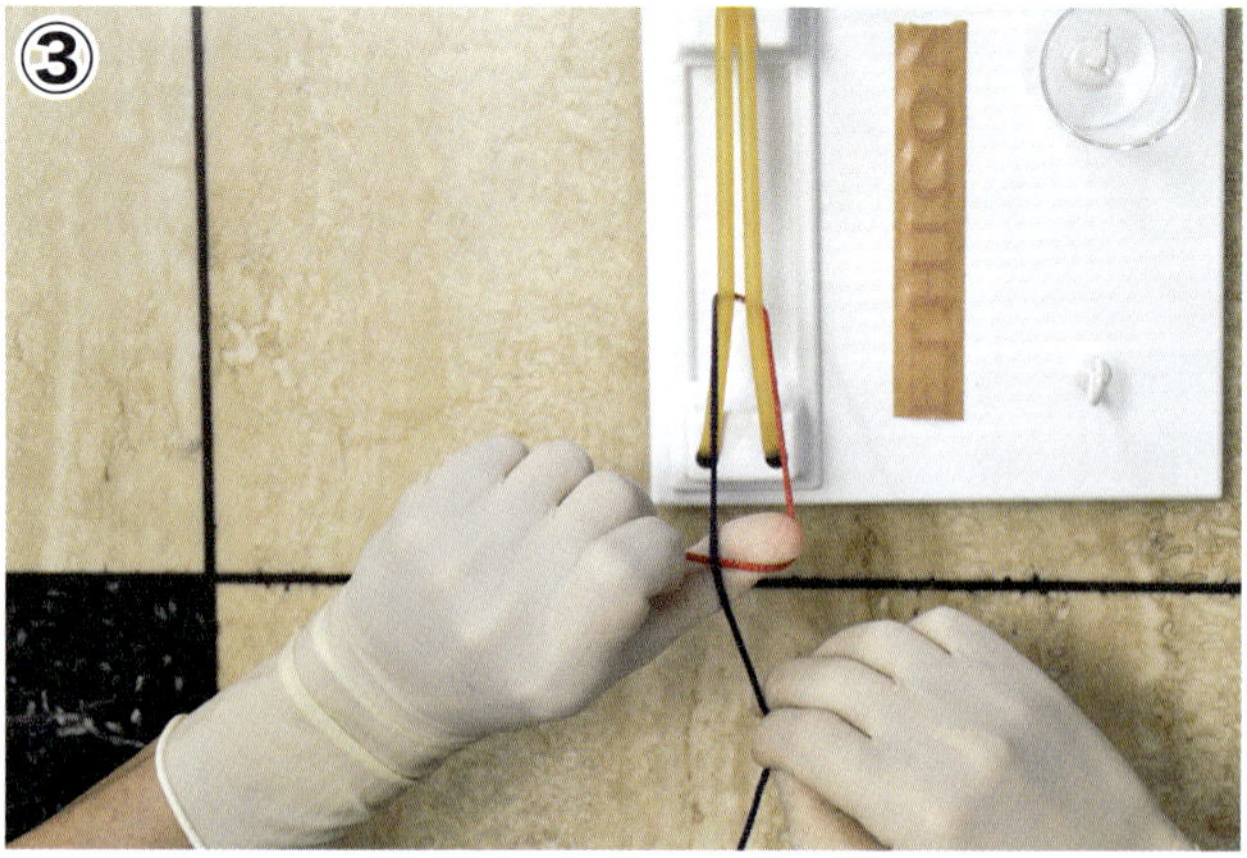

いちいち考えずに手が動くようになってくるが、

「バッテンを頂点とした輪の形」をきれいに作る

という理論が分かっていれば、仮に右側の糸を左手で持って引っ張るときに、どうしても手前側しか通せない場合は左手で親指法を使えば良いってすぐに分かるはずだ（**図3-6**）。

? 3-5 結び目を作った糸を180°開くことに意義はあるのか？

結び目をフラットにする意義

前項の最初のところで
「手前の糸は向こうに向けて、向こうの糸は手前に向けて締め」て
フラットに結紮すべきだと書いた。

ただし、

第1結紮ならば

という条件が付くはずだ。

問題は第2・第3結紮のとき。第2結紮のときに
「今度は逆に、もともと手前の糸は手前に向けて、もともと向こうの糸は向こうに向けて締めろ」
と、第3結紮のときに
「最初と同じで、もともと手前の糸は向こうに向けて、もともと向こうの糸は手前に向けて締めろ」

って指導されることがある。これにいかほどの意義があるのか、私ははなはだ疑問に思っている。

結び目をフラットにする意義がない（？）理由

理由は2つ。

第1の理由は、第2結紮では180°折れ曲がるという現象自体が起こりにくいことだ。第1結紮の糸は確かに「手前」からと「向こう」から来ており、糸を引く方向に注意しないと、糸が一点で180°折れ曲がる（**図3-7**）。糸が一点で折れ曲がれば、締め込みがやりにくくなるし、締め込みのときに糸が切れやすいというのも納得できる。それに対して第2結紮以降は、その前の結紮の結び目の塊という一点から糸が出ている。結び目の中で糸はすでに180°×2～3回の屈曲をしているはずであり、その上での結紮でいまさらフラットもなにもないんじゃないかというのが理由だ（**図3-8**）。

第2の理由は、第2・第3結紮はそんなに強く締められないってことだ。第1結紮を強く締めていくと、結紮がずれながら組織が締まってくる。それに対して、第2結紮以降は結紮が締まるだけで組織を締めることはない。第1結紮が緩まないために行うのだから、結紮が一点に絞り込めたら、それ以上力を加えること自体に意味がないからである。

それ以上締めたらどうなるか？　簡単だ。糸が切れる。第2・第3結紮で糸を切ってしまう癖のある人は、締め付けを止めるタイミングを把握してないってことだ。

例外的なものとして、表面の平滑性が極めて強く、なおかつ糸の反発性が強いので、第2結紮を締めていくと、第1結紮が締まったままで2本の糸がずれていって、組織まで締められるって宣伝している新製品の糸もあるのだが、それは本当に例外的な話である。普通はいったん締まった結紮部分で糸が互いに滑ることはない。だって逆に滑ったら緩んじゃうでしょ。

図3-7

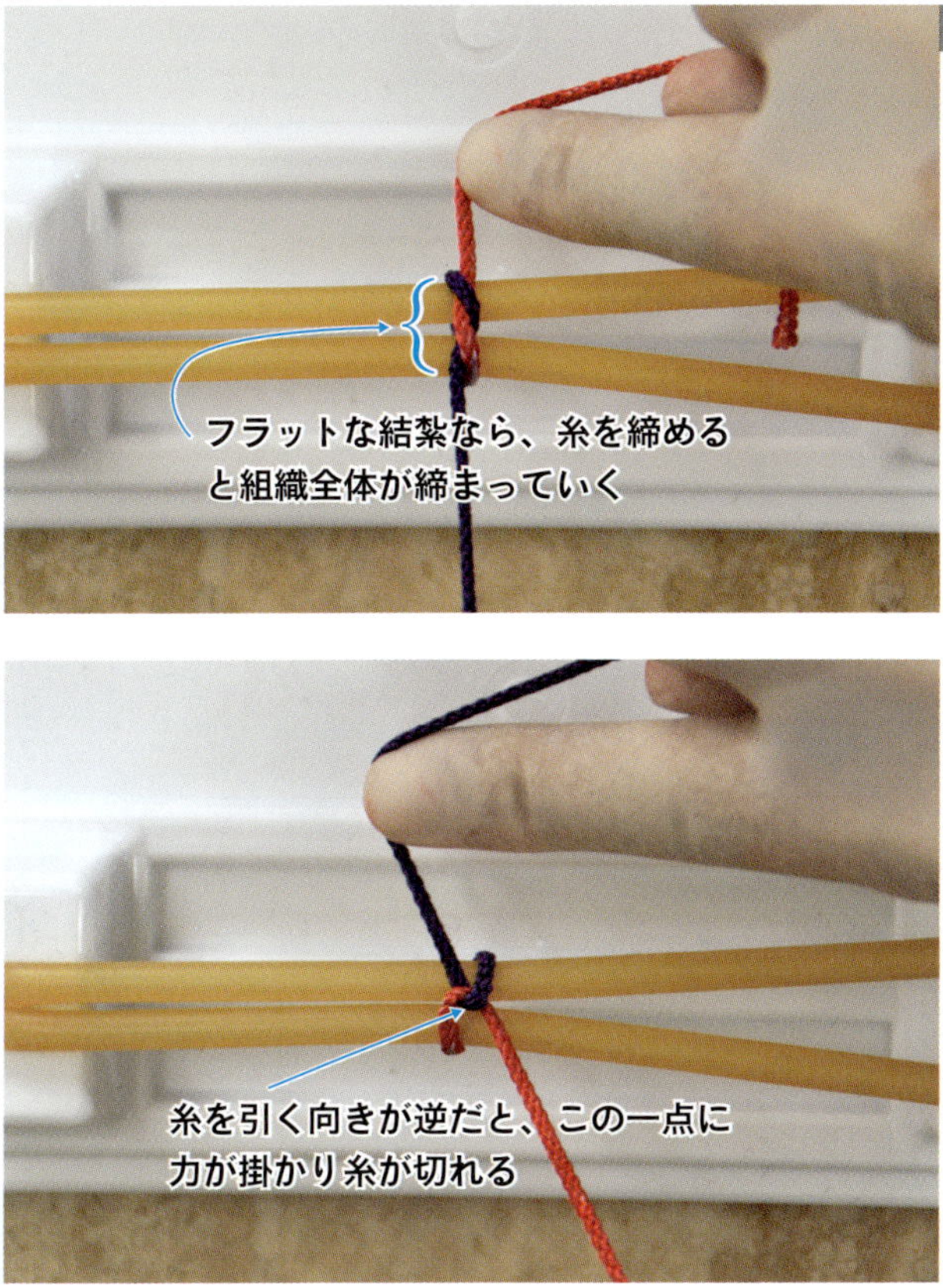
フラットな結紮なら、糸を締める
と組織全体が締まっていく
糸を引く向きが逆だと、この一点に
力が掛かり糸が切れる

図3-8

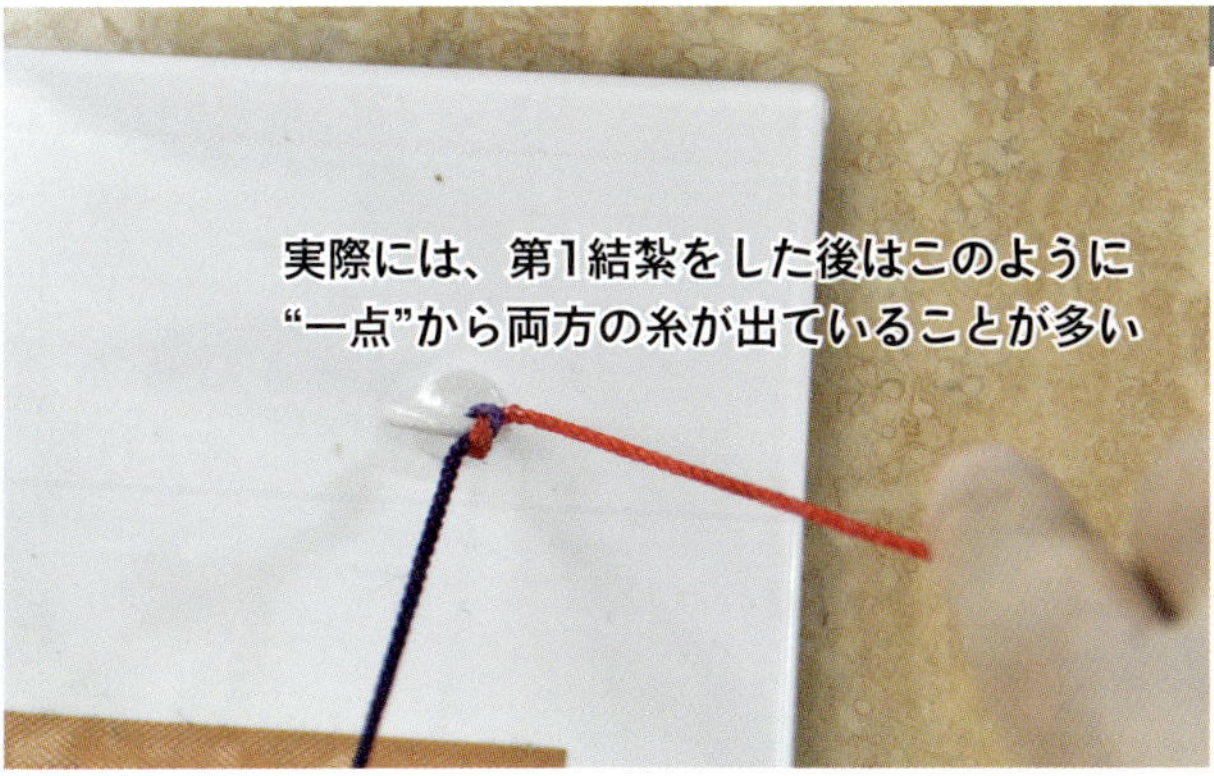
実際には、第1結紮をした後はこのように
“一点”から両方の糸が出ていることが多い

ただし、締め付けている組織が大きいために、第1結紮が長く伸びてしまって、2本の糸の出ている点が明らかに離れている場合もある。閉腹時の筋鞘縫合などでは、こうなっていることが少なくない。その場合は第2結紮を行うときに伸びていた第1結紮も締まっていくので、第2結紮での「今度は逆に、もともと手前の糸は手前に向けて、もともと向こうの糸は向こうに向けて締めろ」というのにも少しは意義があるはずだ。それを考えても第3結紮では「フラットに結紮する」は意味ないということになる。

もちろん、フラットに結紮することを意識しながら糸結びをするのは悪いことではないが、「なぜこうするのか」を考えないでやっていると、意味のない行為に時間を費やすばかりである。

3-6

2重結紮：結紮法なんか自分で作れる、理屈が分かっていれば

2重結紮ができなかった……

外科研修時代の私の師匠の大森赤十字病院の小西先生は当時の外科医には珍しいくらいのジェントルマンで、なおかつ手先の非常に器用な先生だった。その先生が口癖のように言っていたのが、

「君らはまずは僕のやり方を見て真似ろ。その上で、将来君たちが自分で考えて自身の手術のやり方を確立するのは構わないが、今はいざというときに、考えないでも手を動かせるやり方をひとつマスターしておけ」

ということだった。理にかなった話であり、私も師匠のやり方を逐一真似て行ったのだが……最後まで真似できなかったものがひとつある（もっとあるよと小西先生に言われそうだが、覚えているのはひとつ）。怪我の功名ってわけでもないけど、後から思えば実はそれが外科手技を理屈で考えるきっかけになっていた。

どうしても真似できなかったもの、それは2重結紮のときの左手の指の動かし方だった。師匠は、第3指をバッテンの位置として第2指と第4指でそれぞれ糸の両端を捉え、同時に逆方向に動かすこ

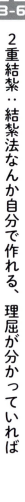

とでいっぺんに2重結紮を完成させてしまうという技の持ち主で、自分もそれを真似たかったのだが……どうにもこうにも指が逆方向に同時には上手く動かない……ギブアップである。

しょうがないから、自分で作った！ 理屈をこねて！

普通ならここで諦めて教科書を見て別のやり方を探すとか、単結紮の人差し指の回転を2回連続してやるとかするのだろうが、それをやったら敗北だという変な悔しさがあった。意固地以外の何者でもないのだが……。で、どうしたのかというと、

「結紮ってのは、糸同士でバッテンを作ってそこの下にできる輪っかに糸の端を通す行為だ。単結紮両手結び人差し指法は、「糸の輪っかに第1～2指で糸の端を押し込む。じゃ、糸の輪っかに最初っから残りの第3～4指を通しといて糸の反対の端を逆に引っ張りゃ良いじゃないか」

って理屈で考えて自己流の結紮法を作り出した。その方法を説明していく。

2重結紮は基本的には第1結紮である。つまり、全くフリーの状態の糸を持つところから始まる。ここでは、第1助手として患者の左側に立って、正中切開の創を縫合している場面を想定してほしい。糸の持ち方の基本は「人差し指法と親指法はどっちが先か?」の「向こうの糸は向こうに押し、手前の糸は手前に引く」の項で前述した通りだが、ここでは例外的な持ち方をする。

①自分から見て向こう側の糸は右手の第1～2指で摘む。摘み方は普通だが、右手を使うところが単結紮と違う。

②自分から見て手前側の糸は左手の第1～2指で摘むのだが、ここでは手をまっすぐ前に出して摘む。普通に手を前に出せば、第5指が下、つまり患者側にあるので、仮にこのまま糸を第3～5

指で握り込めば患者側の糸が第5指側から出るという、前述の原則（**図3-2⑤**）に反した例外的な持ち方になっていることに注意してほしい（**図3-9①**）。

③次に右手で持った糸を手前に持ってきて、左手第1～2指で摘んだ糸に重ね合わせるようにバッテンを作り、そのバッテンを左手第1～2指で押さえる（**図3-9②**）。右手の糸の端はそのまま手前に引っ張り続けて、左手の第3～4指間でその糸をもう1回挟み込む（**図3-9③**）。第2の挟み込みは左手の第3～4指の先端から根部に向けて、言い換えれば右から左に向けて挿入するのだから、第1の挟み込みは糸を左から右に向けて持ってくるようにしないと、バッテンにならないことに注意してほしい（理屈で考えれば当然のことなんだが、なぜかここで右から左に糸を入れて、バッテンを作らずに先に進もうとする人が非常に多い）。

④ここでできあがった糸の輪の形状（**図3-9④**）をよく観察すれば分かるはずである。左手第3～4指の存在を無視して、左手第1～2指だけに注目すれば、前述の「人差し指法」と全く同じ形である。つまりここから先は前述のバックスイング、インパクト、フォロースルーの動作（**図3-3**）をすれば単結紮ができる（**図3-9⑤～⑦**）。

⑤で、フォロースルーされた糸の端（輪の左から右に通った糸）を引っ張るときに左手第3～4指で挟んだ反対側の糸を思い出して、そのまま右から左に抜いてくれれば2重結紮になっている（**図3-9⑧、⑨**）。

ちょっとだけ問題なのはこの糸を締め込むときだ。第3～4指で挟んでいるだけでは力が入らないので、引っ張りながら「糸の持ち方」の項で書いたように第3～5指に絡めねばならない。右手を向こう側に、左手を手前側に引いて糸をフラットの状態にすることも忘れずに。

図3-9
①〜③

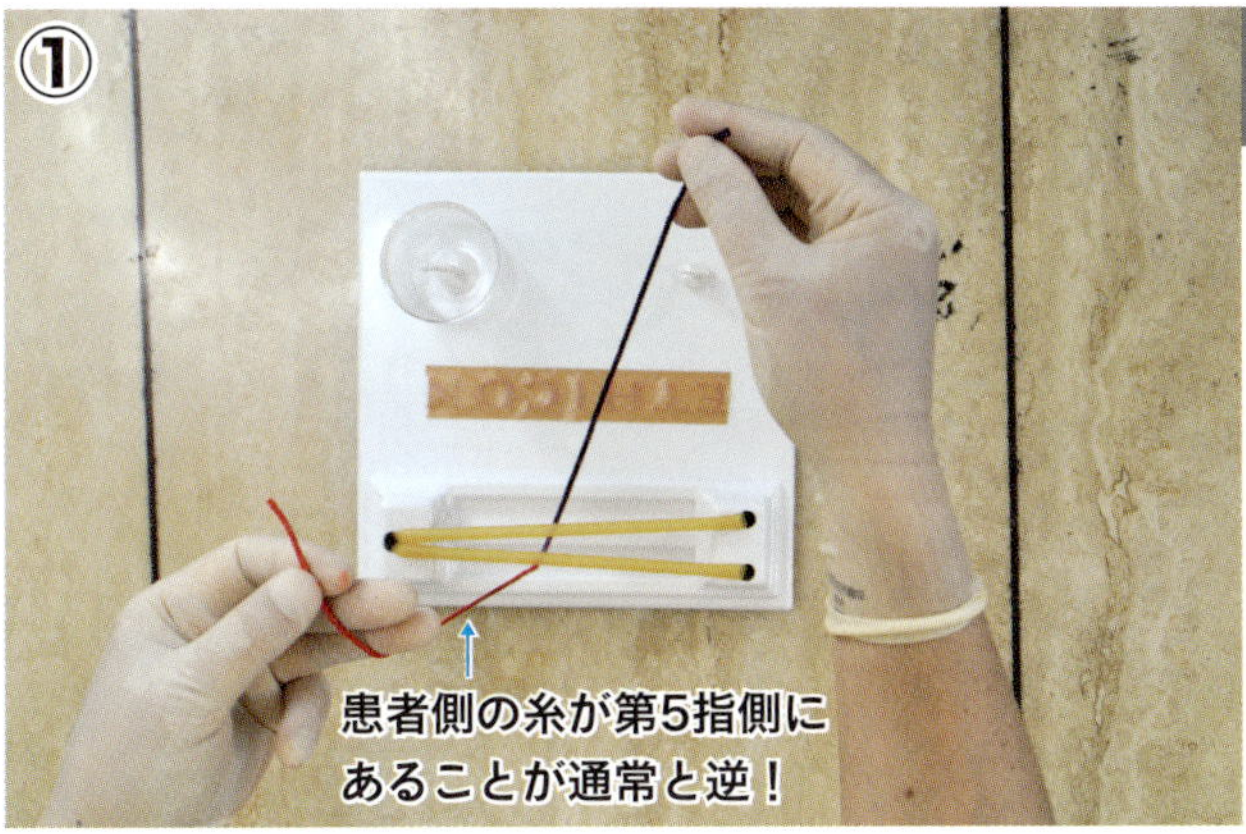
①
患者側の糸が第5指側に
あることが通常と逆！

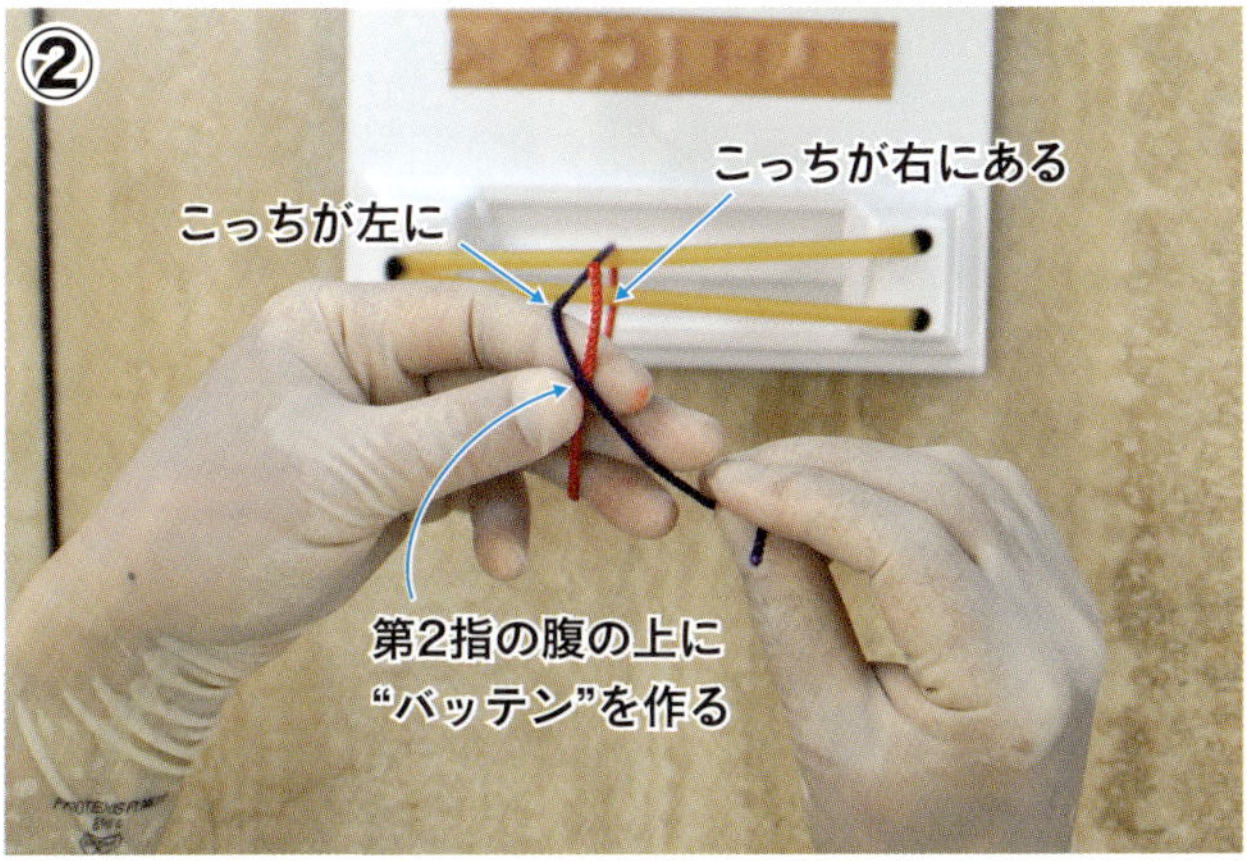
②
こっちが右にある
こっちが左に
第2指の腹の上に
“バッテン”を作る

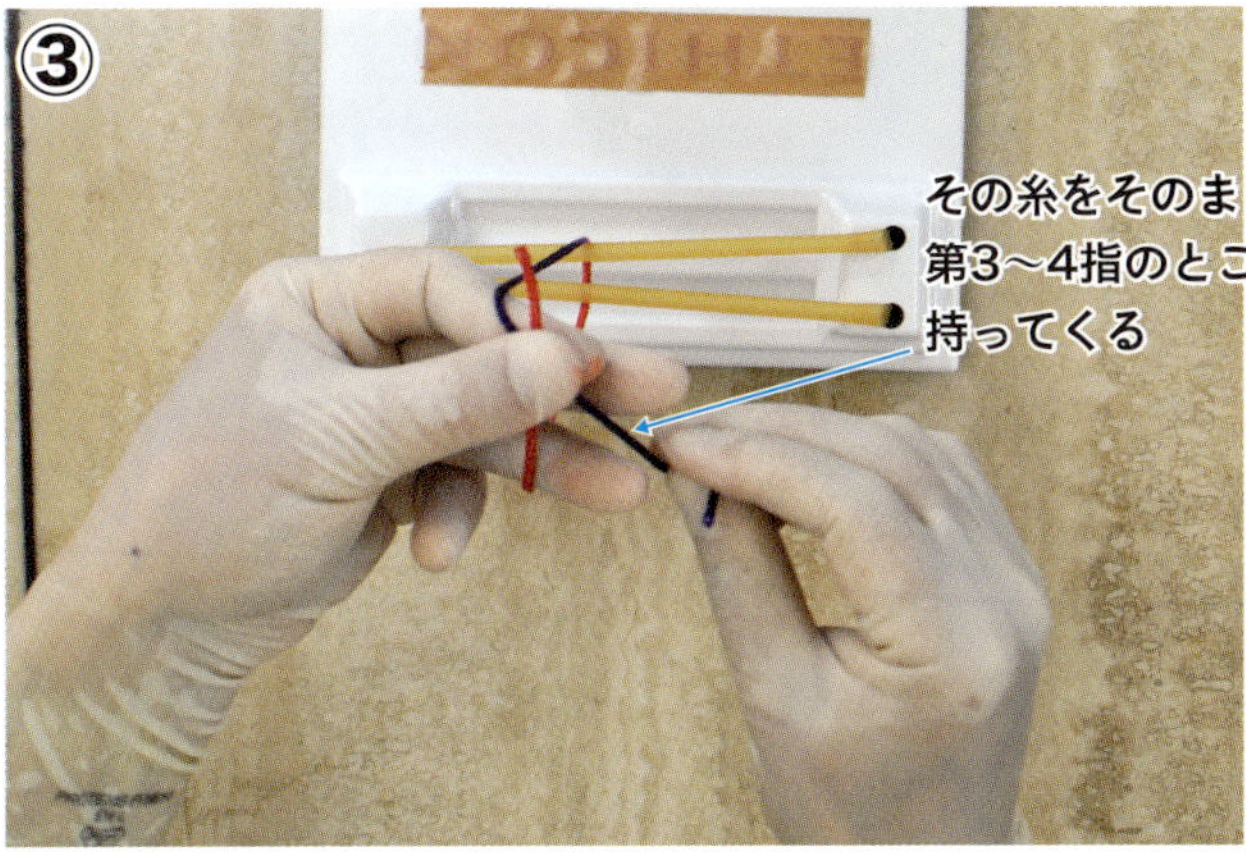
③
その糸をそのまま
第3〜4指のところに
持ってくる

南江堂HP経由で
動画が閲覧できます

図 3-9
④〜⑥

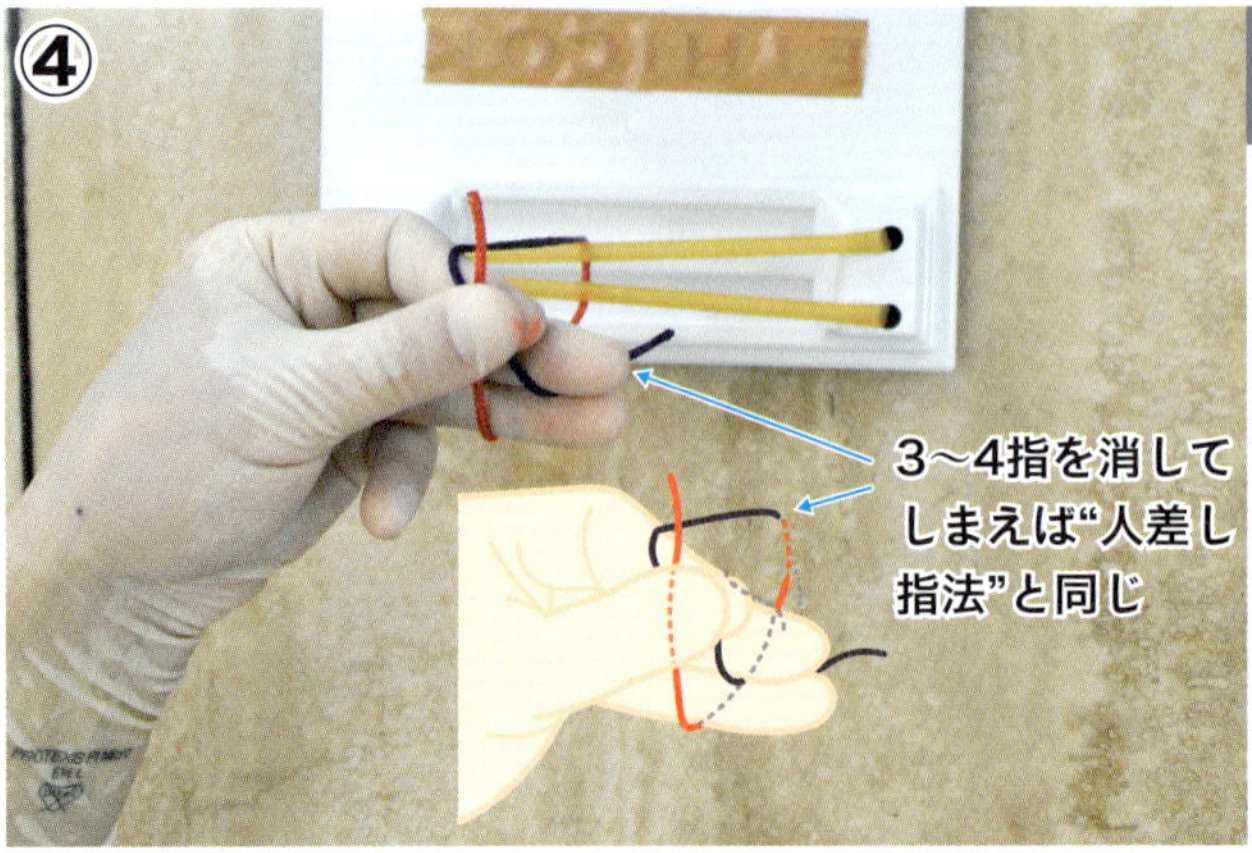
④
3〜4指を消して
しまえば"人差し
指法"と同じ

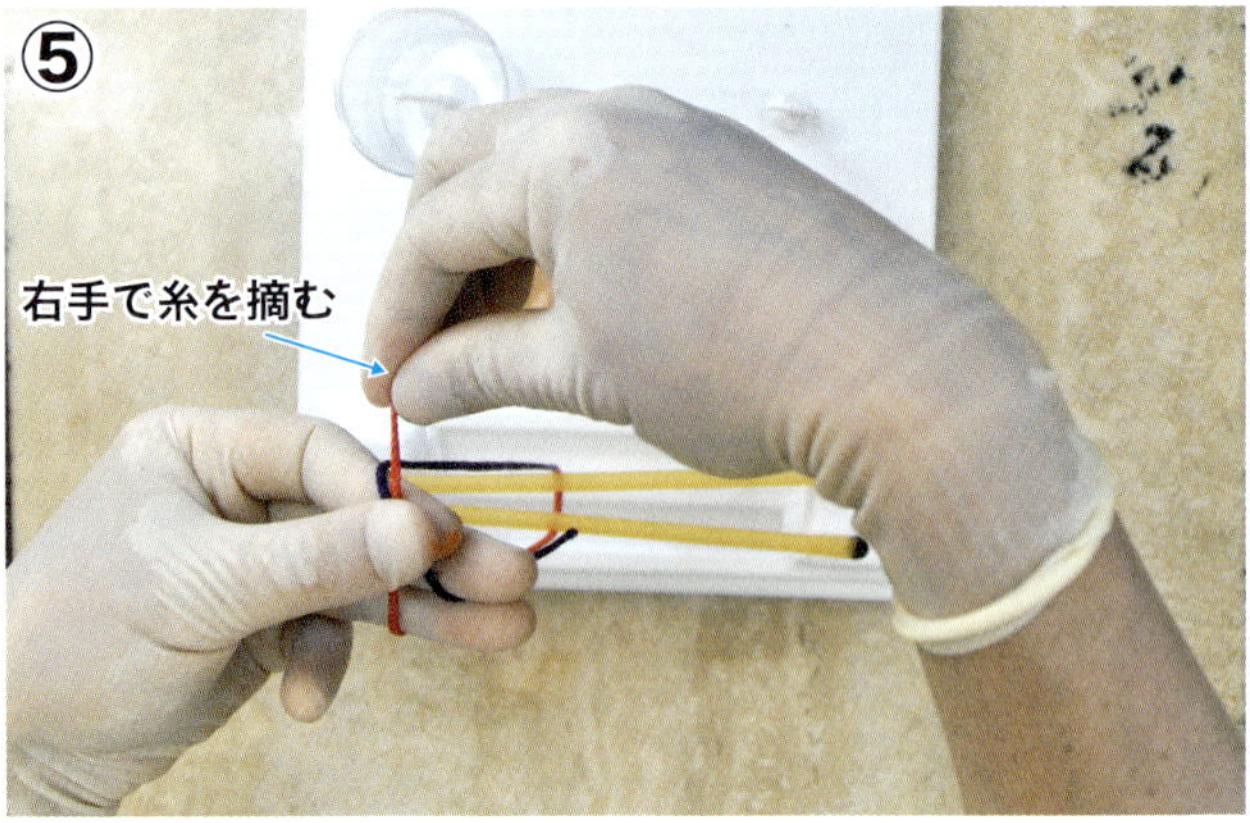
⑤
右手で糸を摘む

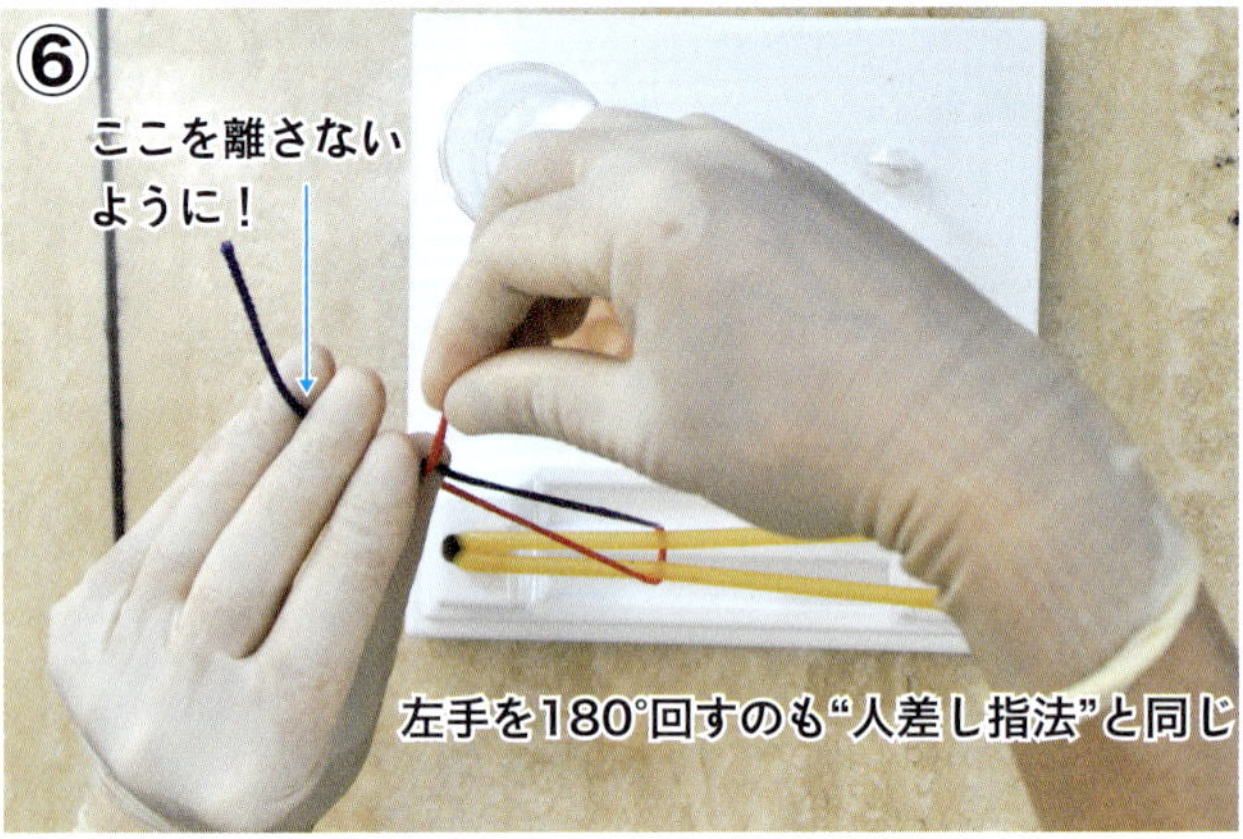
⑥
ここを離さない
ように！
左手を180°回すのも"人差し指法"と同じ

図3-9
⑦～⑨

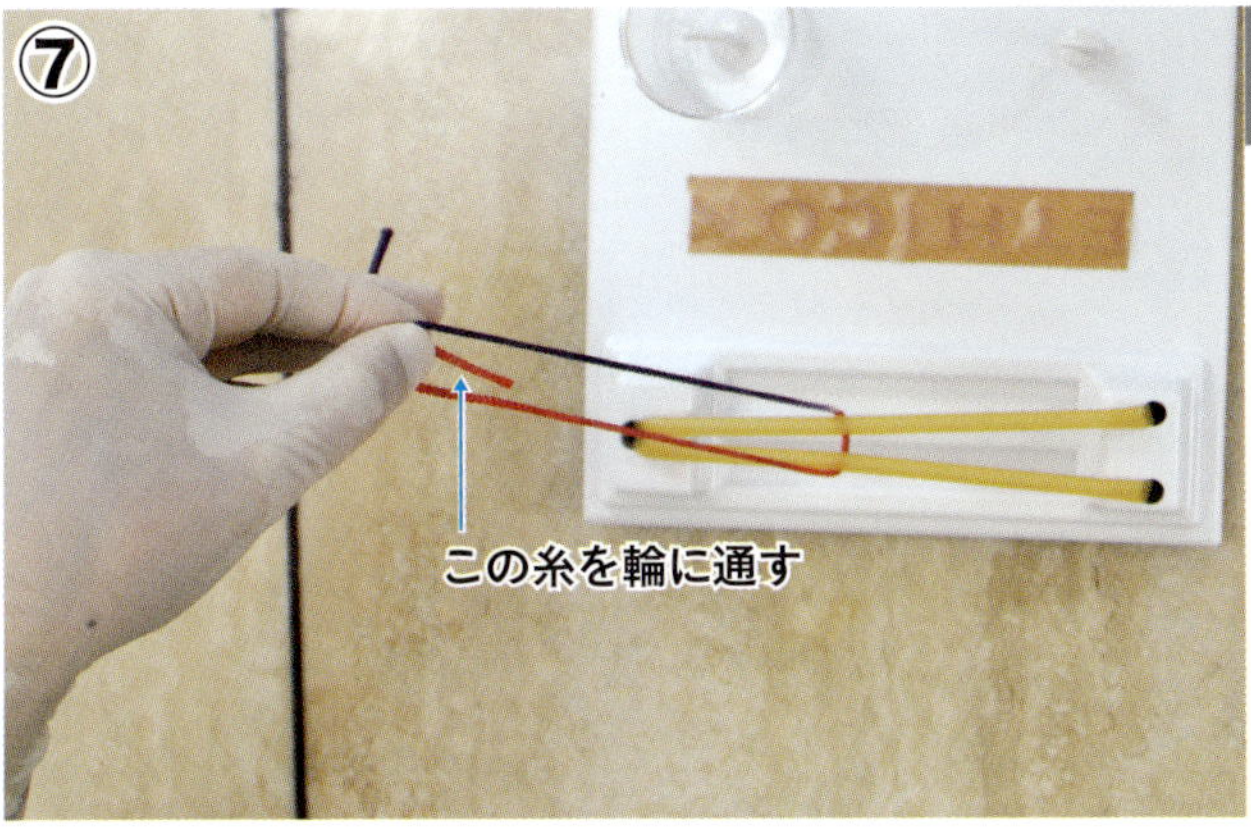
⑦
この糸を輪に通す

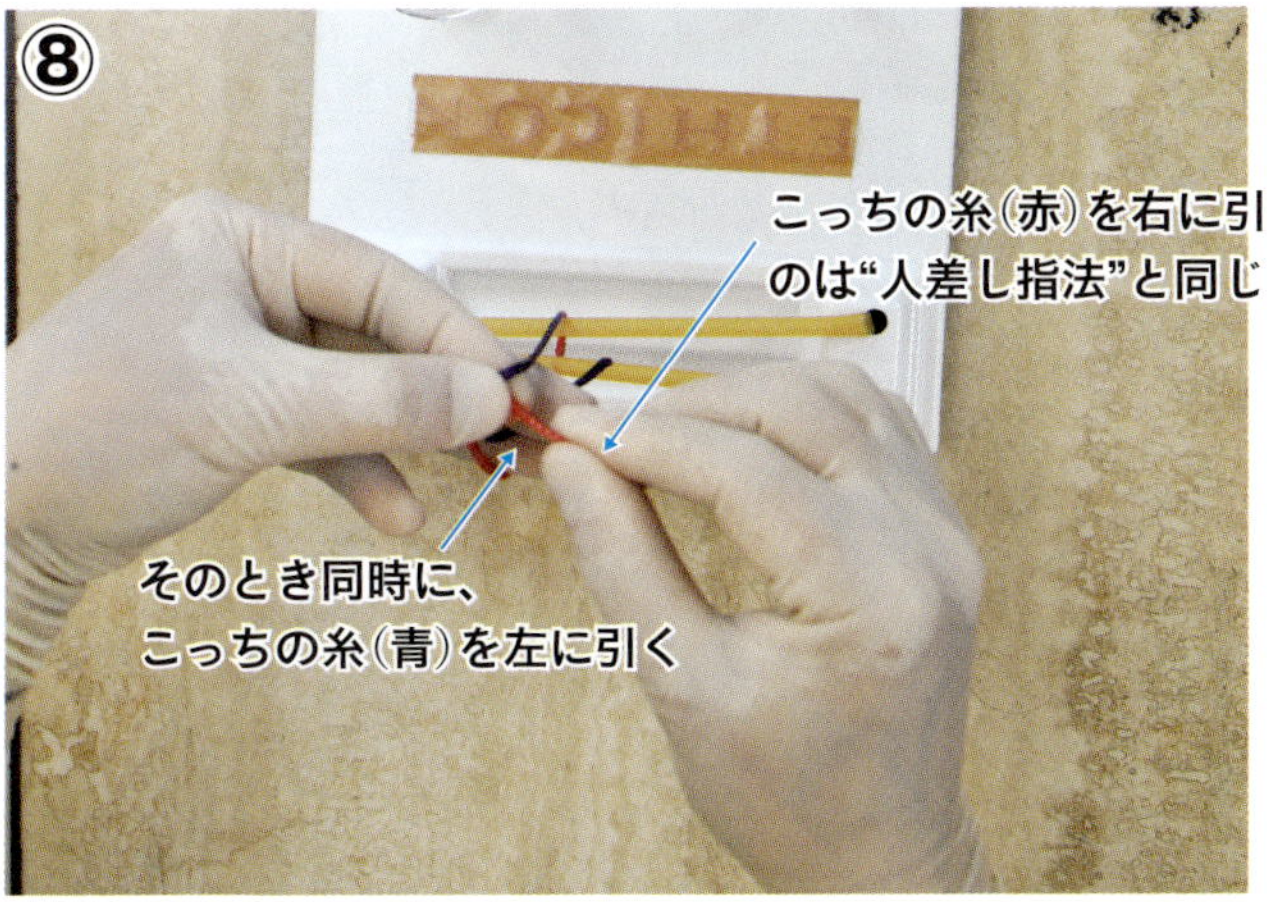
⑧
こっちの糸(赤)を右に引く
のは"人差し指法"と同じ
そのとき同時に、
こっちの糸(青)を左に引く

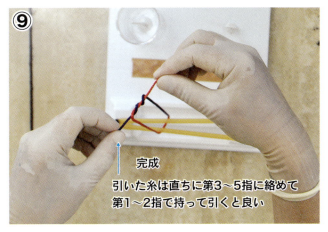

⑨
完成
引いた糸は直ちに第3～5指に絡めて
第1～2指で持って引くと良い

第1結紮でこの2重結紮をやった上で、単結紮を2回男結びでやるのが外科結紮だ。もしこの2重結紮終了時に、さっき書いた「締め付けている組織が大きいために、第1結紮が長く伸びてしまって、2本の糸の出ている点が明らかにずれている場合」になっているとすれば、左手で持っている糸が手前から、右手で持っている糸が向こうから出ている状態になっている。この場合は第2結紮は左手親指法（右手なら人差し指法）を用いるのが良いということになる。もちろん、第1結紮の2重結紮が小さな塊になって入れば、親指法でも人差指法でも構わないのだが、第2結紮は左手親指法としておけば間違いはない。

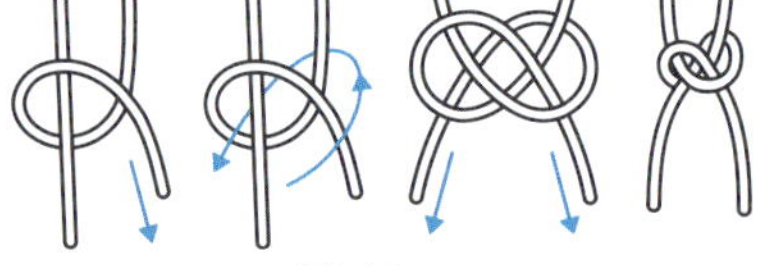

男結び

ちなみに、この2重結紮法が私のオリジナルだなんて主張するつもりは毛頭ないですよ。きっとどこかの教科書を見れば、同じやり方が載っているはずなので。ここで言いたいのは、「糸で輪を作りそこに糸の端を通す」という極めて

当たり前の理論を考えれば結紮法なんて自分で作れる

ということ。っていうか、そういう理論を考えないで指の動かし方だけ覚えようとしていたんじゃ応用も発展もできないってことだ。

? 3-7

糸結びのコツは手首にある

ここまでの糸結びの解説でところどころ触れてきたので、もう理解できていると思うが、改めて強

調しておく。糸結びの解説書には指のことはいろいろ書いてあるが、手首の動きはあんまり書いていない。だけど実はコツは手首にもある。もちろん、指先に関してだいぶ前に書いた「狐の影絵」ができていればの話だが。

コツという言葉には2つの意味がある。第1に、具体的に何に注意すべきなのかということ。ここではこれが3点ある。第2に、何のためのコツなのかという点、つまり、普通に言えば「目的」だが、ここでは言うなればポイント0だ。それについても意識しないといけない。

具体的に書こう。

ポイント0（目的）：糸の角度のバランスをとる

糸結びは糸のテンションを保った状態で操作せねばならない。そうしなければ結紮が緩むだけではなく、そもそも糸が安定しないので結紮ができない。ということは、操作中の糸は、患者側から糸が出ているところと、糸の端を手で持っているところ（多くの場合、第3～5指で持っているところ）を両端として、その間のどこかを指に掛けた山形（**図3-3①**）になっている。

「やじろべえ」のように

山の頂点から左右の端に向かう角度のバランスを取るように安定させることがポイント0であり、以下の1～3はそのためのコツである。

ポイント1：手首から先の位置を変えて、糸の方向を変える

仮に糸の端（第3～5指）から頂点（人差し指法なら第2指）までが自分側から右向こう側に向

かっているならば、頂点から患者までは左向こう側から右自分側に向かうのが最も安定する。つまり手首から先全体の位置を少し左向こう側に置くのがコツである（**図3-3①**）。

ポイント2：手首の向きを変えて、指の方向を変える

特に糸を引っ掛ける瞬間の動作での注意点である。糸を引っ掛けるときに指を曲げ伸ばしするのではなく、指の形は変えずに

手首の向きを変えて糸を引っ掛ける

ようにする。例えば、「糸の持ち方」の項にある「第4指に糸を引っ掛ける。ここでのコツは、掌を上に向けることと、指先が、右手なら左側に左手なら右を向くように手首を強く曲げることである」の動作を考えれば分かる。第4指自体は伸ばしたまま動かさず、手首を横に向けることによって糸を第4～5指間に通している（**図3-2①②**）。

ポイント3：手首を回して、掌の向きを変える

掌が上を向いているか、下を向いているか。換言すれば、

第2指の腹が見えているか、第1指の腹が見えているか

だ。糸のバッテンを作る指の腹が上を向いていなければ、後の操作がやりにくくなるのは当然だろう。人差し指法なら第2指の腹が上を向く、すなわち掌が上を向いている。親指法なら逆に手の甲が上を向く（**図3-3①**、**図3-4①**）。

目が指先だけしか見られないってんじゃダメってことですよ。

3-8

指の押し込み：「自分の距離」を知ること

さて、ここまで書いてきたポイントとコツが理解できていれば、体表の糸結びはできるはずだ。問題は深部の結紮だ。体表と深部でどう違うんだろう？　こういうときは極端な例を思い浮かべれば発想がしやすい。全ての操作が深部操作となる手術、そう腹腔鏡手術である。

腹腔鏡手術での結紮

腹腔鏡手術での結紮方法は大きく2つに分かれる。ひとつは全ての操作を腹腔内で行うものであり、体表の縫合で言えばいわゆるmechanical sutureに相当するものだ。ここでは関係ない。もうひとつがslip knot法と呼ばれるやり方で、体外で結紮点を作り、狭い体腔内にポートを通して結紮点を送り込んで、体腔内で締め付けるものだ。片手で1本の糸を体外に向けて引っ張りながら、鉗子で掴んだ反対側の糸を体内で結紮点の向こう側に向けて押し付け、押す力と引く力を同じにすることで、結紮糸には強い力が加わるが組織は押されも引かれもせず、ちぎれることはないようになる。そう、体表の結紮ならば糸を左右に引いて締められるが、腹腔鏡では向こうと手前に押し引きして締めなければならない。特に向こう側に向けての押しの方は、結紮点から糸を押す点までの距離が極めて短い（数mmから1cmくらい）状態で行わねばならない。

開腹手術での結紮

開腹手術での深部結紮でも類似の操作を行う。左手で片方の糸に引きのテンションを掛けたまま、右手第2指先端で反対の糸を押し込んで結紮点の向こう側に持っていき、最後に押し込んで締め付ける（図3-10上段）。ときには手首をひっくり返し、ほぼブラインド状態で右手第2指先端を進めねばならないこともある（図3-10下段）。そのとき押すのは結紮点ではない。

図3-10

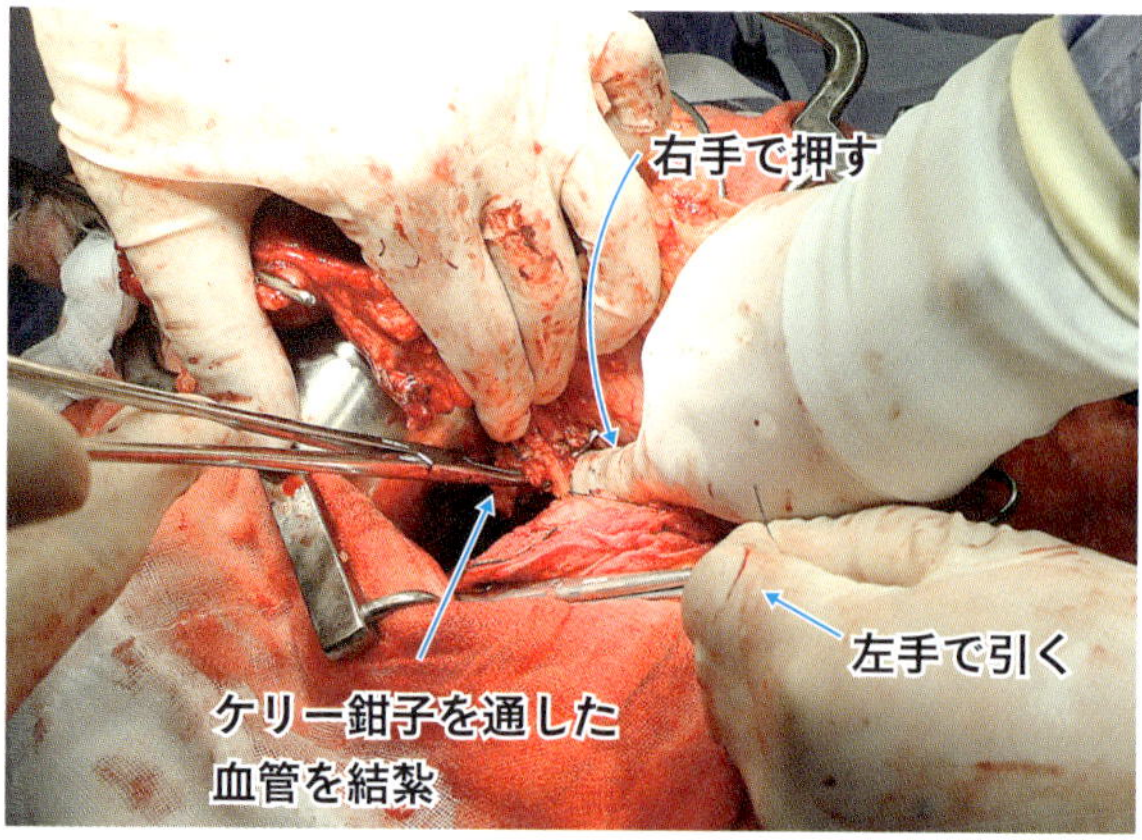
右手で押す
左手で引く
ケリー鉗子を通した
血管を結紮

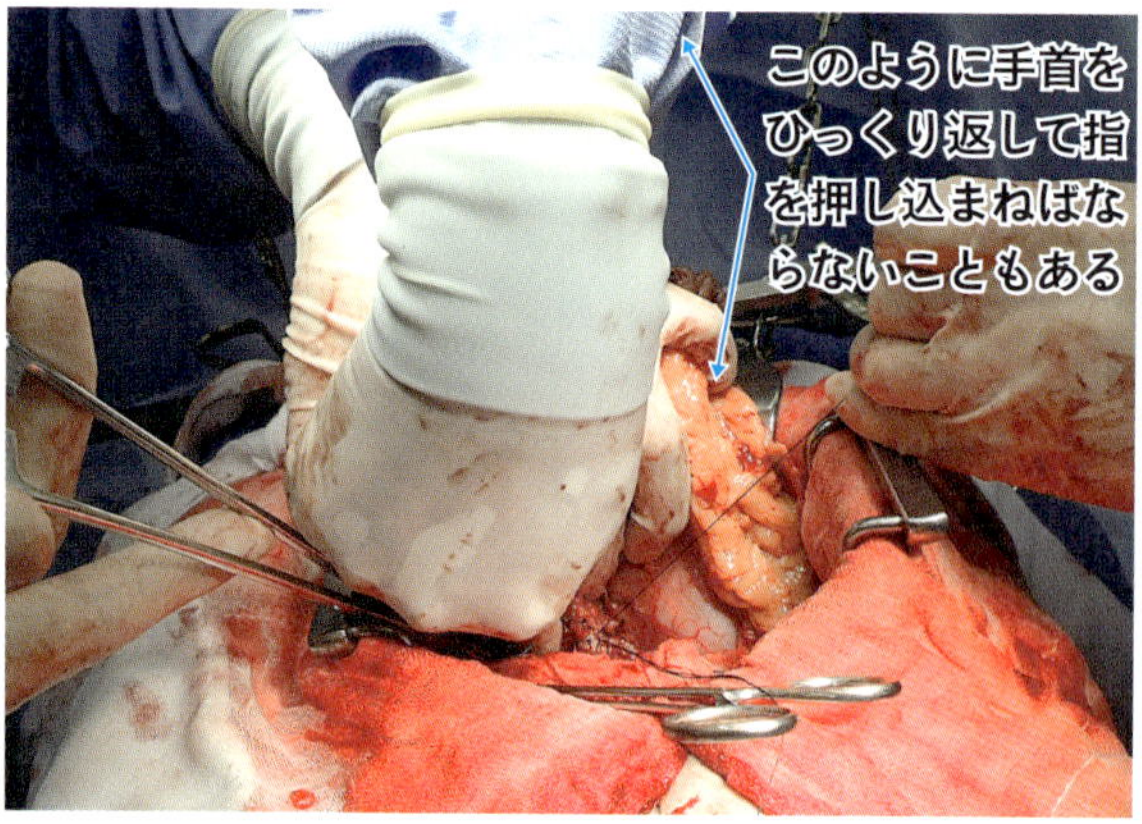
このように手首を
ひっくり返して指
を押し込まねばな
らないこともある

押すのは結紮点の向こう側の糸

である（図3-11）。その際に、「押す力＝引く力」というコンセプトで行うことは腹腔鏡手術でなくとも、一般の深部結紮でも同じである。

異なる点が1つある。

slip knot 法は1回の押し込みで結紮が完成してしまう。換言すれば、結紮前は糸を滑らせることができるので、締め付けの瞬間まで左右の糸の長さが変えられるということ。具体的には、右手の鉗子を押し込むと同時に左手側の糸を引き

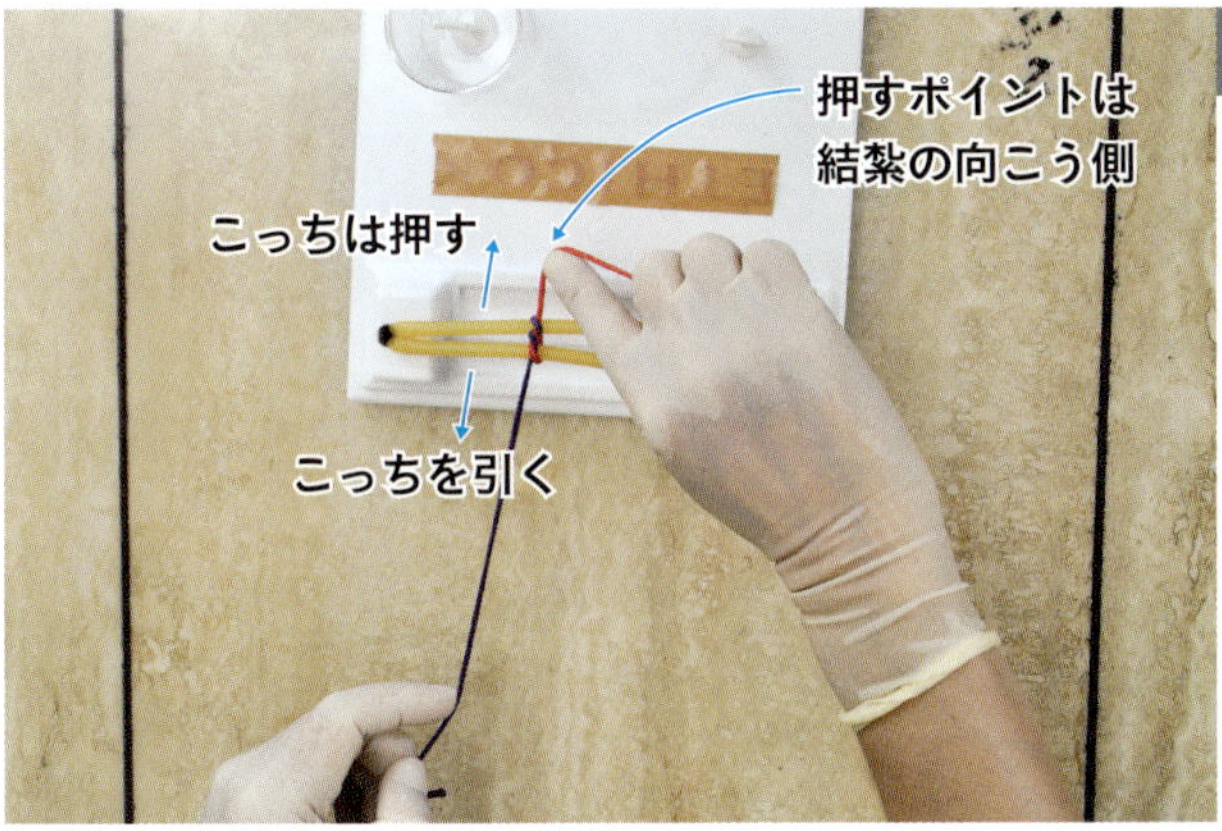
図 3-11
押すポイントは
結紮の向こう側
こっちは押す
こっちを引く

戻すことで、右手側の糸が緩まないようにしている。言うなれば、「左手は糸を引き出し、右手は糸を押し込む」である。

ところが、通常の結紮の場合、特に第2結紮以降は左右の糸の長さが変えられないので、右手の糸は「糸を緩ませずに、結紮点だけ滑らせながら押し込む」という操作をせねばならない。つまり、「左手は糸を保持し、右手は糸の上に指先を滑らす」である。

右手の糸を緩ませないにはどうするか？「糸の持ち方」の項を思い出してほしい。右手も第3～5指で糸の端を保持し続けることだ（ここまで書いたことを練習していれば、半ば自然のうちにこれができている人も少なくないはずだ）。押し込む指は右手第2指だ。指先の上に糸を滑らせるようにして、結紮点を深部に押し込んでいく。ということは、押し込みのスタート時点では糸を押す第2指と糸を保持する第3指はくっついており、ゴールのときにはこれが大きく離れているということに他ならない。

別の言い方をすれば、掌を握り込んで第2指を曲げた状態から、掌を開き第2指を強く伸ばした状態に変形させるってことだ（**図3-12**）。この第2指での押し込みのとき、初めから指を伸ばした状態で押し込もうとする研修医をしょっちゅう見かける。そんなことは理論的に無理ってことは、この説明で分かったと思う。

当然ながら1回の手の動きで押し込める距離は、術者の指の長さや掌の柔らかさで決まってしまう。ちなみに、私の場合は約10 cmである。10 cmを超える押し込みを要するときは、多くの場合10 cm

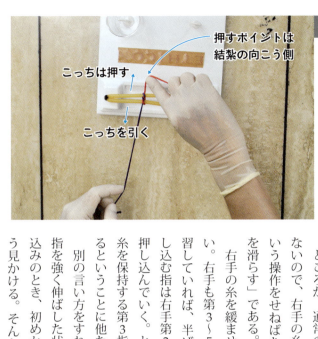

図3-12
①〜③

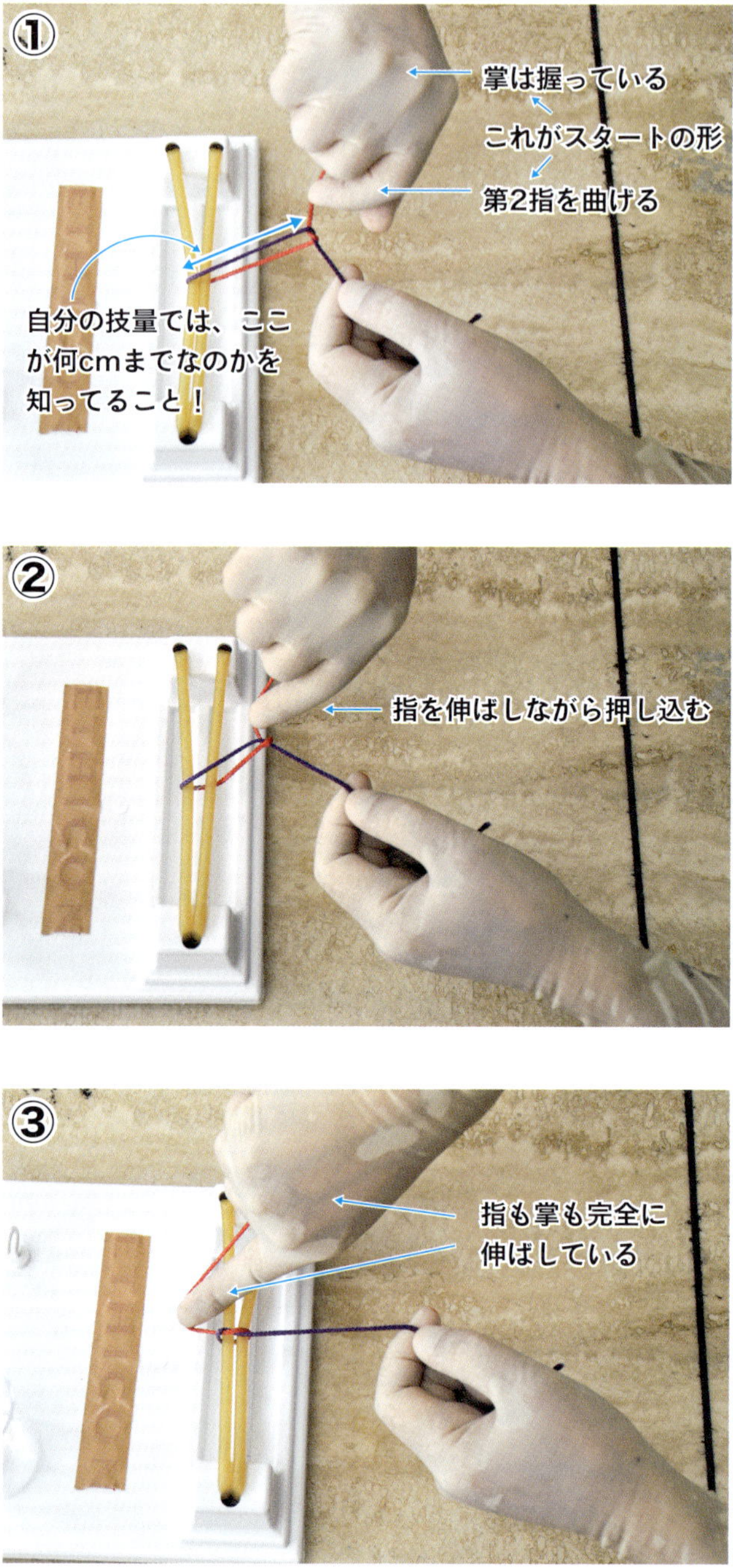
①
掌は握っている
これがスタートの形
第2指を曲げる
自分の技量では、ここが何cmまでなのかを知ってること！
②
指を伸ばしながら押し込む
③
指も掌も完全に伸ばしている

のところまでは普通に両手で糸を軽く引っ張っていき、最後の10 cmだけ「左手は糸を保持し、右手は糸の上に指先を滑らす」を行っている。ゴルフじゃないけど、自分の押し込める距離ってやつを冷静に把握しておくこと。これが1 cm足りなくて、大切な深部結紮に失敗するケースは何度も見てきた。

今度こそ届くはずだなんてカッコつけると、またグリーン手前のバンカーに捕まる。

3-9

糸結びの練習はゆっくりやれ

深部結紮こそ練習が必要

外科系の研修医がたむろしている部屋はすぐ分かる。部屋のあっちこっち（コップの取手だとか、椅子の背もたれを支える棒だとか）に糸結びの練習に使った結紮糸の残骸がぶら下がっているから。糸の製造メーカーが若手外科医の技術向上のために供給している結紮練習器も大概どっかに転がっている（この本の写真でも使わせていただきました。写真では名前隠しちゃったけど、皆さんお分かりですね。はい、Johnson & Johnson社さんにもらったやつです）。

最近は内視鏡手術の練習器なんてのもあったりする。糸の残骸が片付けられていないのが、少々見苦しい光景といえばそれまでだが、もちろん手の空いているときに糸結びの練習をするのは大いに結構。スピードを競うのも悪いことじゃない。

ただ、実際の手術の現場では、糸を結べる速度はそれほど重要じゃない。というか、速く結べる場面はほぼ確実に安全な場面だ。確実な結紮を行わねばならない危険な場面は、多くの場合、体内深部にある。結紮の位置がずれないように、慎重に片側の糸を指1本で送り込んで、手前の糸を引く力と同じ力で奥の糸を向こうに押し込まねばならない場面だとか（前項、図3-10の下段のところで述べたことだ）、狭い術野に片手を非常に不自然な形で入れる場面だとかだ。

私の上司だった帝京大学の福島教授はこういう場面で実際にしょっちゅう手が攣っていたが、それは狭い術野に自分の手を強引に押し込むのではなく、術野の形に合わせて自分の手の方を捻っていたという工夫の表れに他ならない。糸結びの練習はそういう困難な状況を設定してやらないと、本当の意味での練習にはならない。

深部結紮の練習はどうやってやる？

じゃ、どうやって練習するのが良いのか。前述の結紮練習器には深部結紮練習用の筒（筒の底にフックが付いていて指を奥まで入れないと結紮できない）なんてものも付いているので、これを活用しても良いが、コップの取手だって構わない。要は長めの糸を使い、第2指で結紮部位の向こう側をゆっくり押しながら、絶対に途中で糸が緩まないように気を付けながら確実に結紮する練習をすることだ。ただ、練習器でやると第1結紮はいつの間にかslip knot法のように左右の糸の長さが変わってしまっていることが（左の糸を引っ張ってしまっていることが）少なくない。右手第2指の押し込みの練習には実は第2結紮以降の方が有用だ。

私が若手にやらせていたのは、検尿用の紙コップの内側の底に血管断端に見立てた3×20㎜くらいの紙切れの端っこを貼り付け、それをケリー鉗子（CVキットとかに入っているディスポーザブルのケリーもどきで十分）で摘み、そこに糸を引っ掛けて結紮させる練習。これが結構難しい。大概初めのうちは引っ張る方の力が強過ぎて、紙切れがちぎれてしまう。ちなみに、これをグループ実習でやると、ワイワイガヤガヤ結構盛り上がる。

スピードでごまかさず、どんなに

ゆっくり結紮しても緩ませない

（かつ、結紮する組織を引っ張らない）練習こそが実践的だ。

3-10

弱く縫いたいための外科結紮もある

なぜ2重結紮を行うのか

外科結紮。すなわち2重結紮＋単結紮2回（それもいわゆる男結び）。腹壁の筋鞘などの強い縫合力が必要な部分で用いられる結紮法であり、一般の結紮では最も強い結紮とされている。なぜ強いの？例えば、単結紮2回＋2重結紮じゃダメなの？

ここまで本章を読んでくれば回答は難しくないだろう。肝心なのは最初の2重結紮で組織をしっかり締め上げていること。2重なのでいったん締めた部分がずれにくく、第2・第3結紮のときも緩まないことなどがポイントだ。単結紮2回＋2重結紮では第2結紮をやっているときに第1結紮が緩んでしまう恐れがある（もちろん、さっきちょっと触れたような例外的な新製品の糸もあるが）。じゃ、外科結紮は強く締めるときだけに使うのか。

否である。

強く締めるのが2重結紮の真の特徴じゃない。

締めた部分が動きにくいのが特徴である。ということは、第1結紮の2重結紮をわざと緩めにして、第2・第3結紮をしっかり締めれば、組織は緩く締まり、なおかつ結紮はしっかり締まっているという縫合ができるってことになる。

弱く縫う2重結紮はどこで使うか

そんなのいつ使うんだい。

私は消化管の漿膜筋層吻合（Lembert 縫合）で使っている。

消化管の吻合では漿膜同士をぴったりと合わせなければいけないが、かといって強く締め過ぎると漿膜は簡単に裂けてしまう。普通は単結紮3回で大丈夫なのだが、ここはちょっと組織が脆そうだとか、深部の結紮でやりにくいといった場合に外科結紮を使うと上手くいく。

第1結紮（2重結紮）を、漿膜がぴったりくっつくが組織を強く締め付けてはいないところで止める。第2・第3結紮のときは第1結紮を引っ張って組織を損傷しないように、糸にはほとんどテンションを掛けずに結紮する。漿膜筋層くらいだったら組織が硬くも大きくもないので、糸が少々緩んでも、2重結紮にしておけば第1結紮が緩むことはまず起こらないので重宝する。

2重結紮が強く締められるのは、締めた部分がずれにくいためだというメカニズムが分かっていれば、こんな応用もできるのである。

第4章 縫合の常識は本当？

糸結びは基本的には第一助手の仕事である。それに対して、術者としての仕事といえば、切開と縫合だ。まず縫合の方から述べて行こう。糸結びのように複雑な指の動かし方があるわけじゃないし、そんなに難しい理屈はない。

でも、理論に合わない動きで失敗してるってのはしょっちゅう見かける。それも往々にして、縫合操作で従来常識とされてきた器具選択や動きだったりする。

4-1

針は回すな

縫合針はなぜ曲がる？

手術を行う医師の大半は、針（もちろんほとんど半円状針）で縫合をするとき、

「針を（持針器を）しっかり回せ」

と教わることが多かったであろう。基本的には間違ってはいない。しかし、私は敢えて

「針は回すな」

と教えている。理由は以下の通り。

手術の現場で縫合針が曲がってしまった経験は、手術を行う科の医師なら必ずと言って良いくらい

あるだろう。そのときの針の曲がり方を思い出していただきたい。ほとんどの場合、半円形の針が伸びて弧が広がる方向に曲がったはずだ。針が潰れるように弧に対して内側に曲がるということはほとんどなかっただろう。この事実をちょっと冷静に考えてみれば分かるはずだ。もし分からなければ、実際に持針器で針を持って、針先を硬い板に突き刺した状態でわざと針を曲げてみると良い。いつもよく見る曲がり方をするのは、持針器をどう動かしたときでしたか？

そう、針が曲がるのは持針器を回し足りないからではない。

持針器を回し過ぎて、針が曲がっている

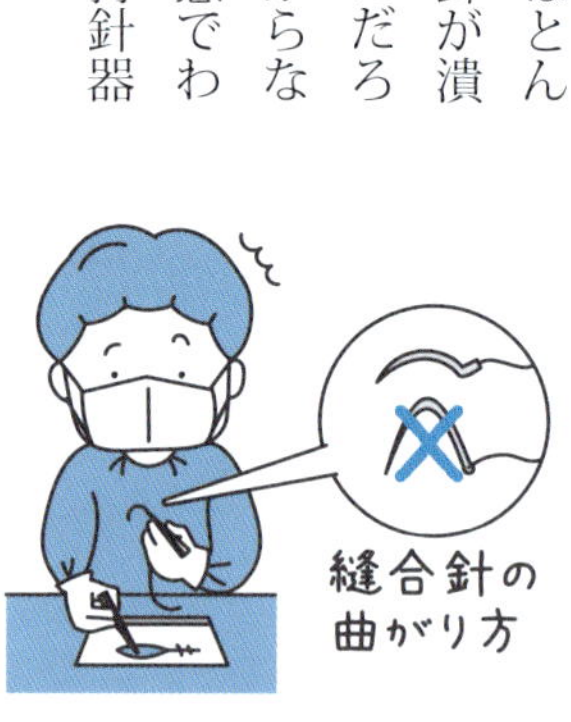

のだ。

では、なぜ「針をしっかり回せ」という指導がなされているのだろう。それは、刺した針の全長が組織の中に入っているのに、針先がなかなか出てこないという事態が多いからだ。組織が柔らかければ、ここで持針器を回せば確かに針先は出てきてくれる（**図4-1**）。その反面、組織が硬ければ針が曲がってしまう（**図4-2、図4-3**）。こういう事態に至るのには2つの誤りがある。

第1の誤りは、針の刺入角度の誤り。

弧状の針は弧に沿って進むのが自然であり、刺入の時点ですでに弧の大きさと刺入角度で針先の出てくる位置は大方決まってしまう。それを計算しないで（多くの場合、無造作に組織表面に対して垂直に近い角度で）刺入するから、針先が出てこなくなって困ることになる。針は組織に対して垂直に刺すものだと指導されていることも多いようだが、それは最も多くの組織を縫合したい場合である。

図4-1
①〜③

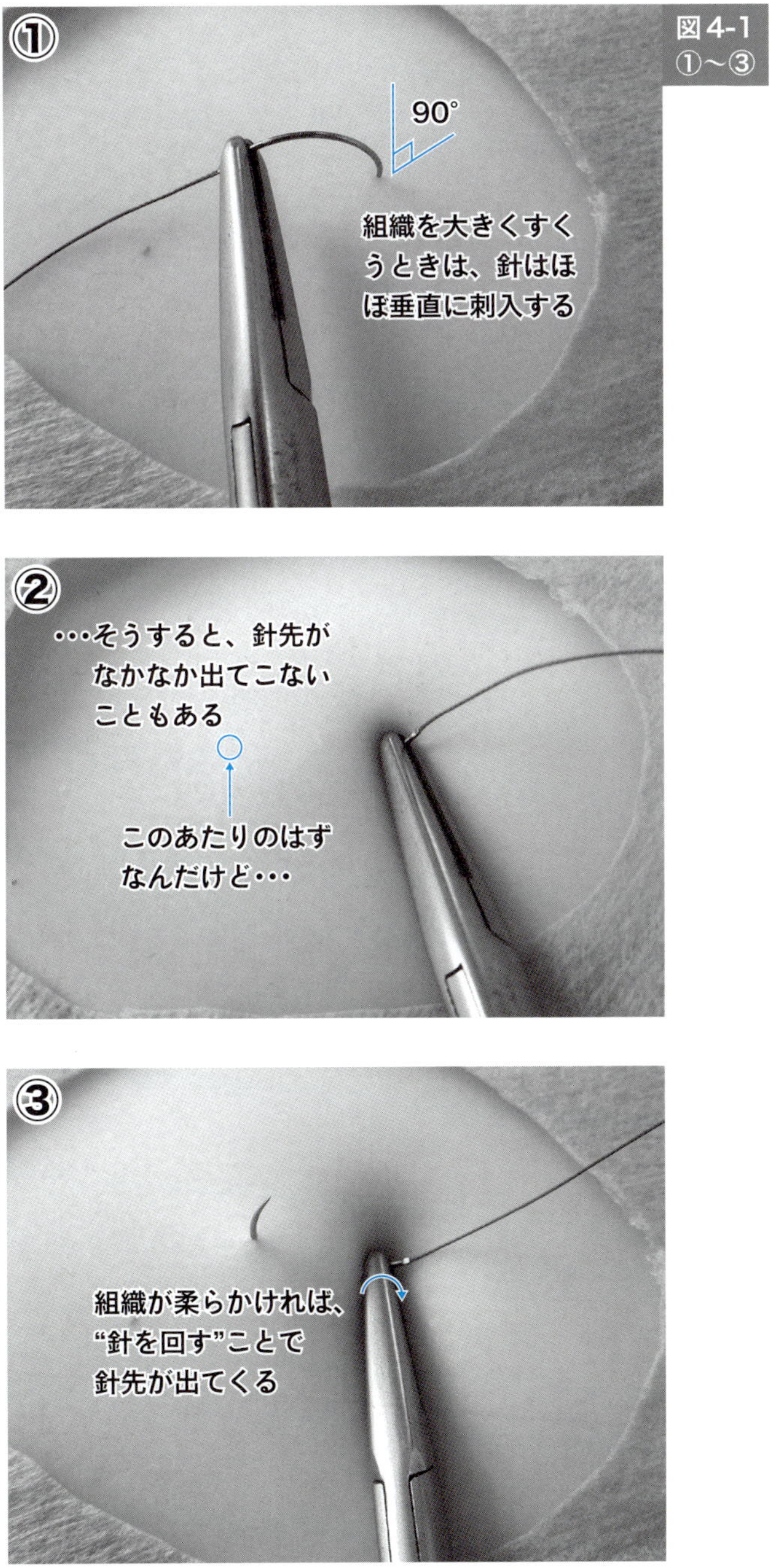

①
90°
組織を大きくすくうときは、針はほぼ垂直に刺入する
②
…そうすると、針先がなかなか出てこないこともある
このあたりのはずなんだけど…
③
組織が柔らかければ、“針を回す”ことで針先が出てくる

図4-2
①〜③

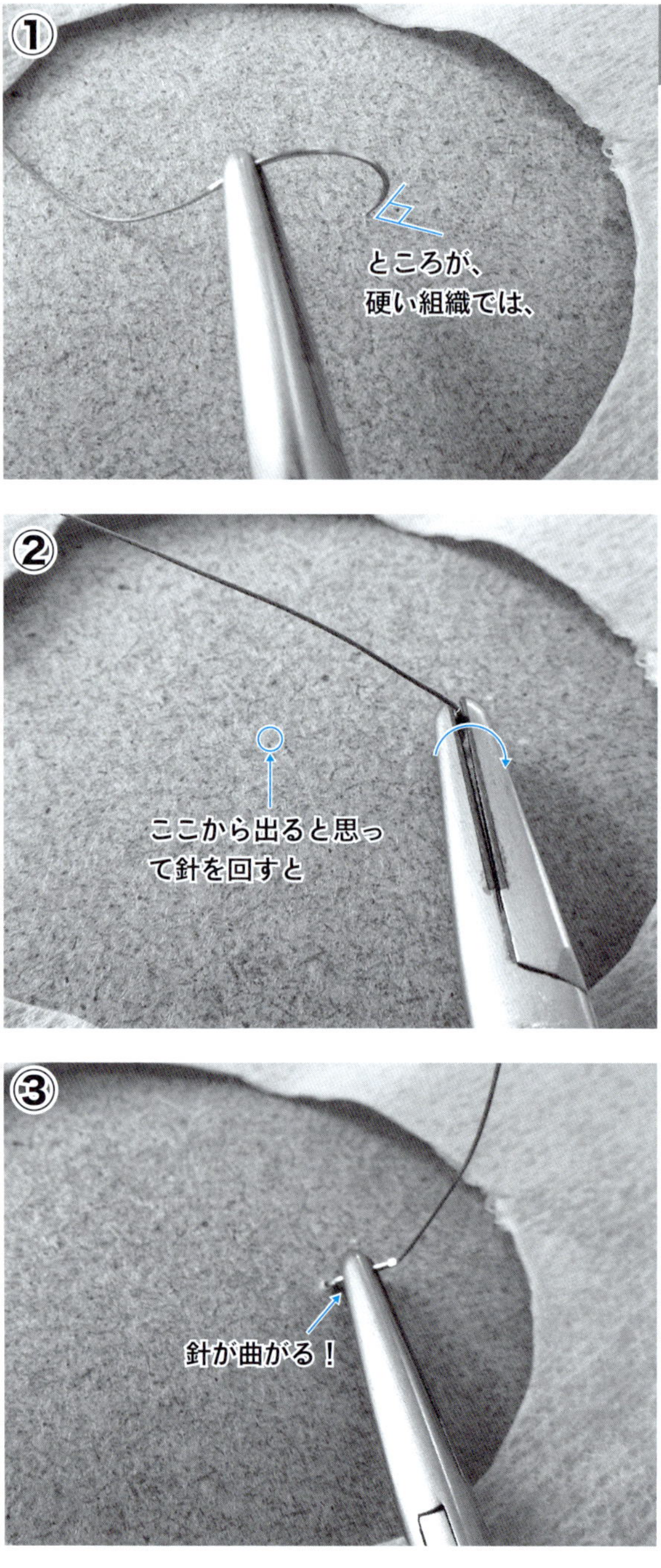
①
ところが、
硬い組織では、
②
ここから出ると思って針を回すと
③
針が曲がる！

図4-3

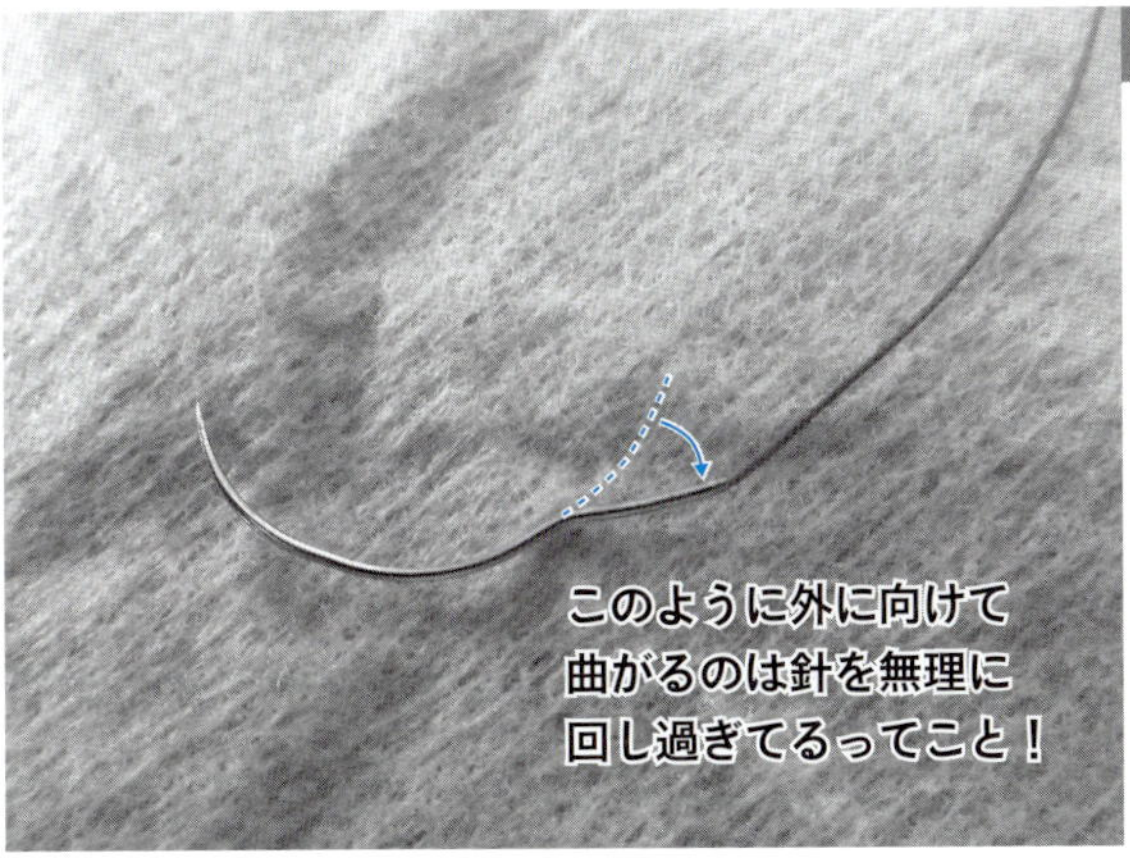
このように外に向けて
曲がるのは針を無理に
回し過ぎてるってこと！

垂直って教わったから何でもかんでも垂直にじゃない。
術野を見て、針の出てくるところを想定し、

自分の頭を使って刺入角度を考える

こと。そうしなければ、いつまでたっても進歩しない。

第2の誤りは「針を回す」中心点がずれていることだ。

針は半円形なんだから、回転の中心は当然その円の中心、すなわち針先と針の基部を結んだ線の中央になる。針が曲がってしまうときは持針器を軸として、つまり針の基部を軸として回そうとしてしまっていることが大半である。持針器の軸を回転軸にしてはいけない。

どうすれば針を曲げないか

繰り返すが、「針を回す」というのは基本的には間違ってはいない。針のカーブと刺入角度から、針の出てくる点をあらかじめ計算し、そこに向かって自然に回せば良い。硬い組織であれば、針の

弧に沿って押し込んでいけば、
針は自然に回ってくれる。

柔らかい組織であれば、無理矢理回さなくっても大概手首が自然に回る。大概の若手外科医は回そ

うという意識が強過ぎるので「針は回すな」って指導するくらいがちょうど良いってことだ。もちろん指導する側ならば、若手医師自身が考えるヒントとするために、ここで書いたことを説明するのも忘れないこと。

ついでに、本当の意味で針を回さない方が良い例をひとつ挙げておく。

腹腔鏡手術で腹膜縫合をするとき、例えば鼠径ヘルニアのTAPP (transabdominal preperitoneal repair) 手術とかがそうだ。針を回して腹膜に通そうとするのではなく、針は動かさずに腹膜の方を左手で持ち、針先に突き通すようにする方がずっと楽にできる。内視鏡外科の教科書にも縫合のコツとして書いてあるとは思うけど、もし読者でこの点を悩んでいる人がいらしたらお試しください。

4-2

バックスイング、インパクト、フォロースルー

針の動かし方って点で前項の内容と少々重なるが、縫合の考え方のポイントを示したい。

スポーツ、特にボールを何かで打つ行為が主体のスポーツを教えてもらうとき、まず素振りをやってみて、バックスイング、インパクト、フォロースルーってやつの正しい型を叩き込まれる。糸結びのところでもこの言い方をちょっと使ったが、他の外科手技、特に縫合だってそういうのがあっても良いはずだ。ただ、持針器と針を持って空中で縫合の

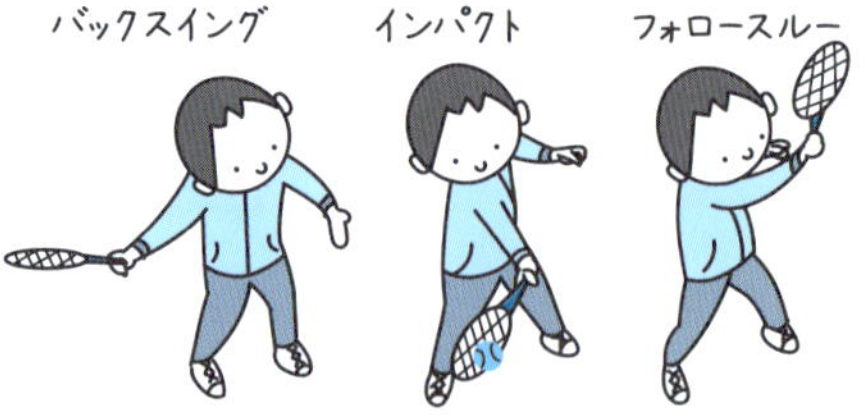

腕の位置はインパクトのときがもっとも自然

図4-4

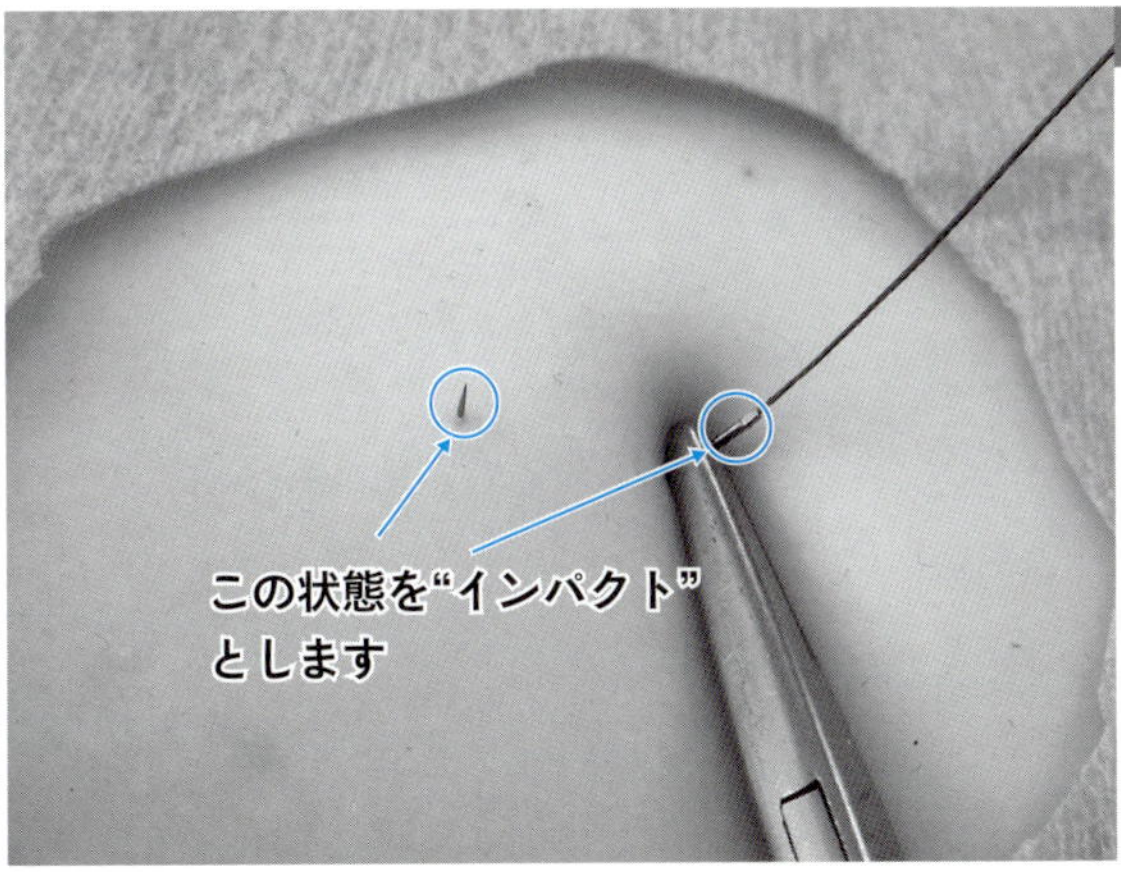
この状態を“インパクト”
とします

図4-5

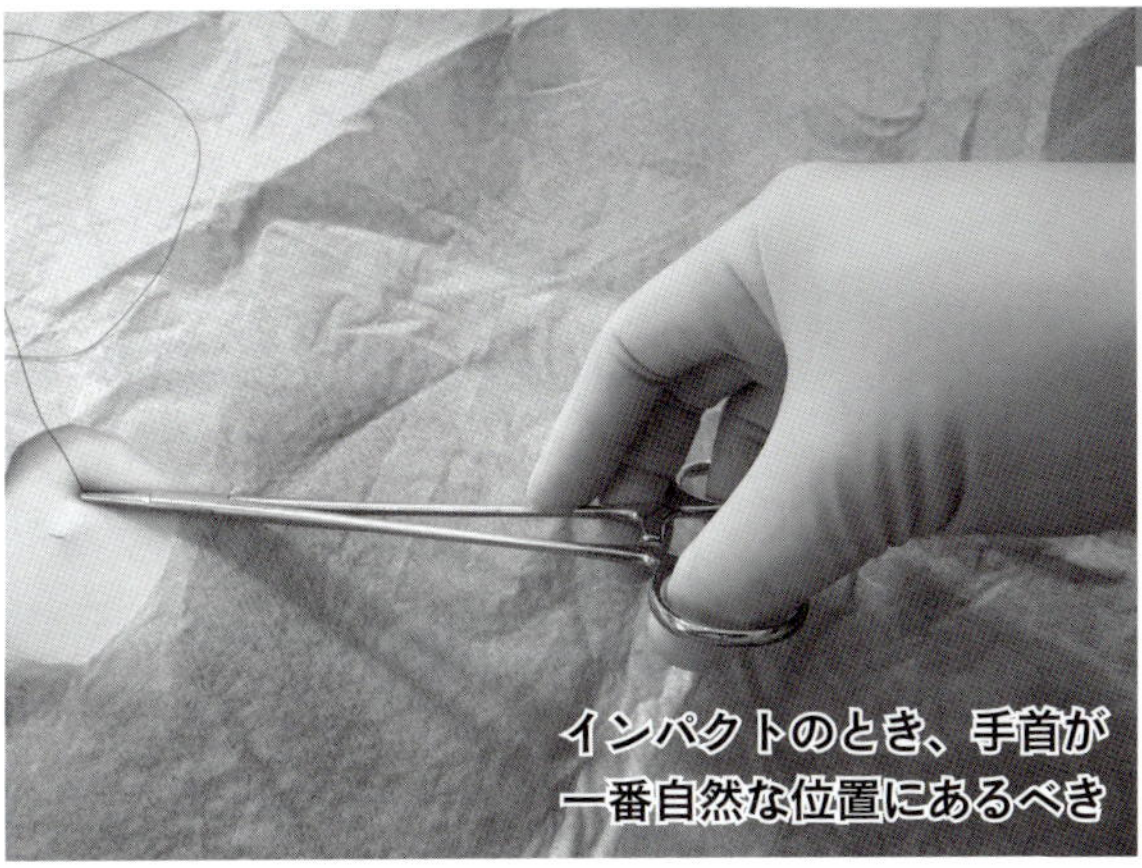
インパクトのとき、手首が
一番自然な位置にあるべき

素振りをしている自分を想像すると、いささか不気味ではある。やはり、合成樹脂の模擬皮膚を使っての練習ってのが現実的だろう。

模擬皮膚でやるにしても、実際の手術の現場でやるにしても、バックスイング、インパクト、フォロースルーを意識して動くことは有用だろう。どのタイミングをインパクトとするかであるが、針を刺入し始めるときではなく、針が組織に入って、針先と針の基部がその両側から出ている状態と考えるのが良い（**図4-4**）。針先は手前を向いている。このときに、手首が最も自然な位置になっているのが望ましいのはスポーツと同じだ（**図4-5**）。

バックスイング

問題なのはバックスイング、つまり針を刺入し始めるとき。

インパクトがどの位置になって、どんなボールを打つのかはバックスイングの位置で決まってしまうといっても良いだろう。スマッシュを思いっきり叩き込むのと、ネット際にドロップショットをポトリと落とすのではバックスイングは全然違う。

縫合のときも同じはずだ。閉腹操作で針を深く全長に組織に通したいときならば、手首を思い切り返して針先が完全に向こうを向くようにして（**図4-6**）、組織に対して垂直に近い角度で刺入する（**図4-7**）。それに反して、真皮縫合で組織を浅く広くすくいたいときは、手首をあまり返さずに、

図4-6

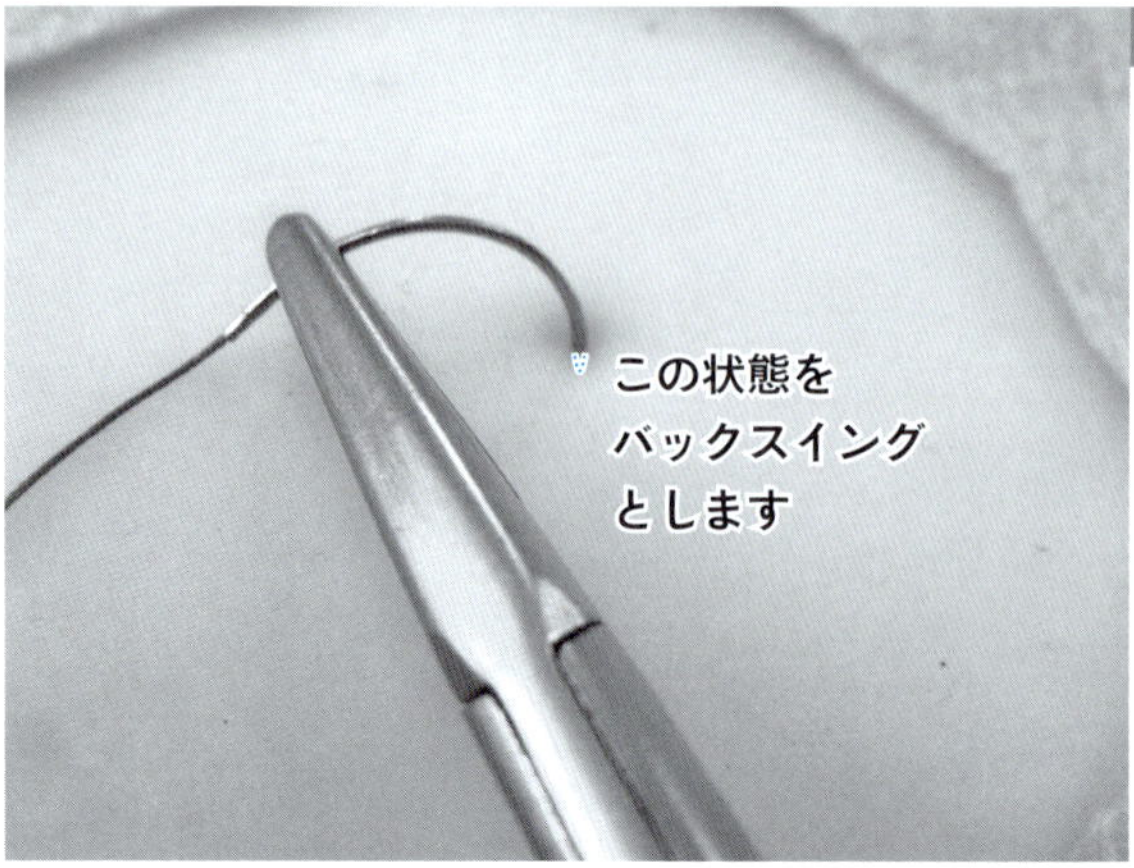
この状態を
バックスイング
とします

図4-7

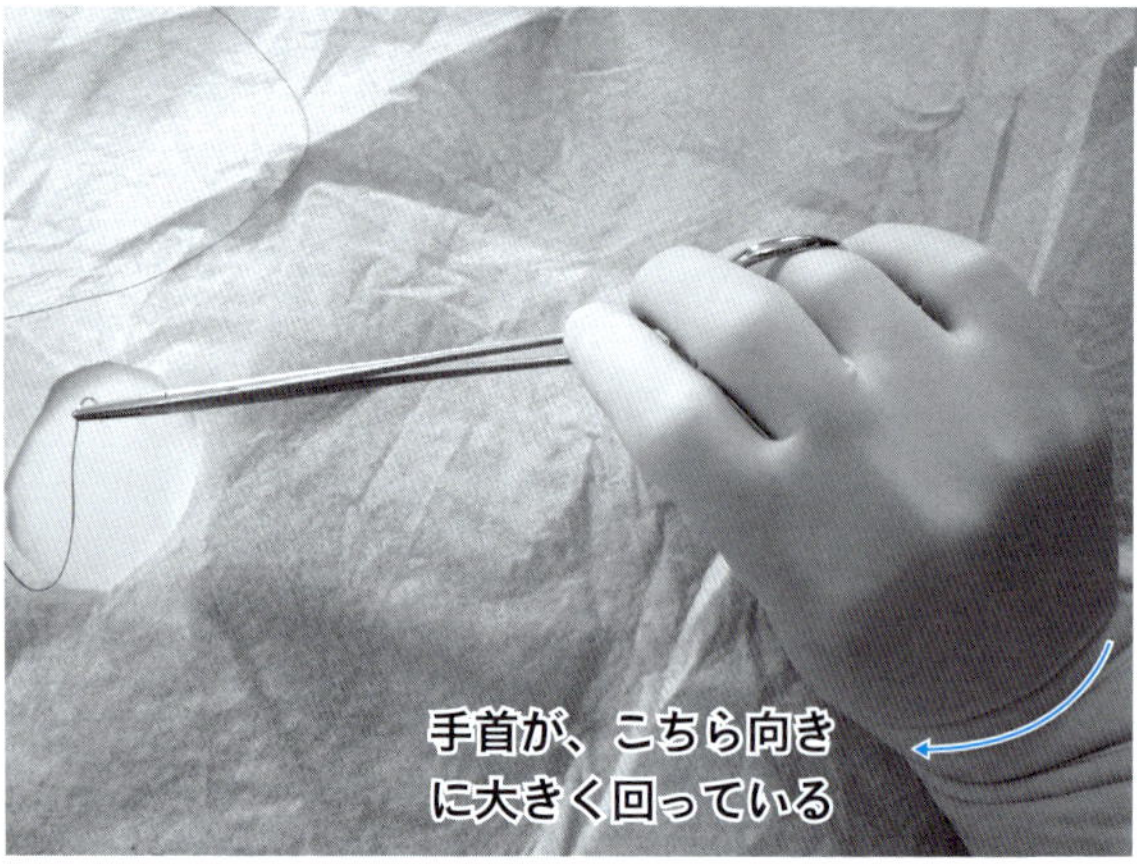
手首が、こちら向き
に大きく回っている

図4-8

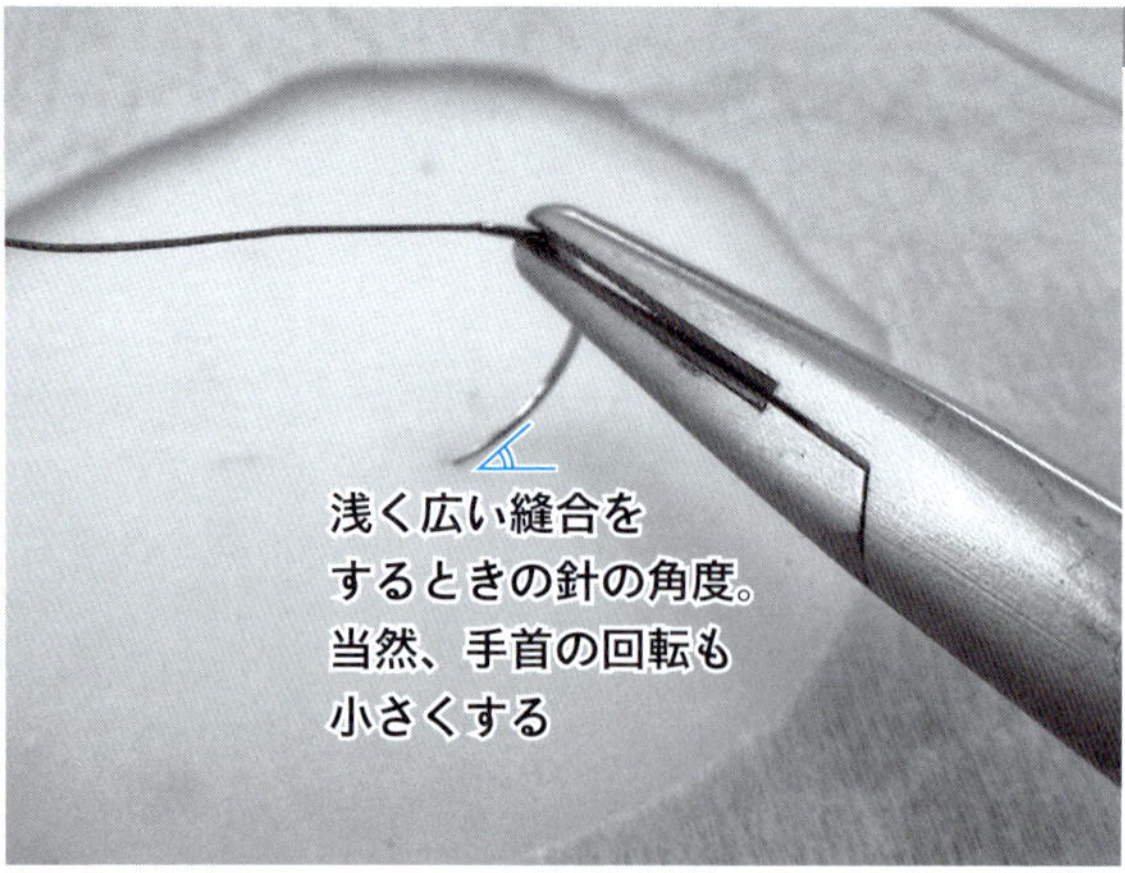
浅く広い縫合を
するときの針の角度。
当然、手首の回転も
小さくする

針を横に向けて水平に挿入するようにする（**図4-8**）。

フォローススルー

フォロースルー、つまり針を抜くときは何が問題になるか。組織が硬いときはスマッシュのような（ラケットが体の後ろにくるくらいの）大きなフォロースルーを取らねばならない。針が抜けたとき、針先は最初の刺入点のすぐ近くにあって、針の軌跡がほぼ一つの円になっているはずだ（**図4-9**）。手首は

バックスイングのときと反対側に大きく捻る

ことになる（**図4-10**）。それに反して、組織が柔らかければ、ドロップショットのように、ほんの少しのフォロースルーですむ（**図4-11**）。あとは針を回さなくても普通にまっすぐ引っ張っても大丈夫だ。

あっ、ときどき気が付く問題がひとつあるので追記しておく。針を離して持ち替えるとき（持針器を針の根元から離して、針の先を持つとき）は、手首はほとんど動かさないか、あるいは少し戻る方向（バックスイングを取る方向）に動くのが普通だ。掌は下を向いたままのはずである。ところが、ときどき掌が手前に向いた状態になって針を持ち直してしまう人がいる。どうやら、針をいったん離した後もインパクトまでの手首の回転を無意識に続けてしまっているみたいである。いってみれば、インパクトのときに手首がすでにフォロースルーの状態になっているみたいなもので、それ以上手首が回せず、針が自然な回転で抜けなくなってしまう。自分にそういう癖がないか注意してほしい。

図4-9

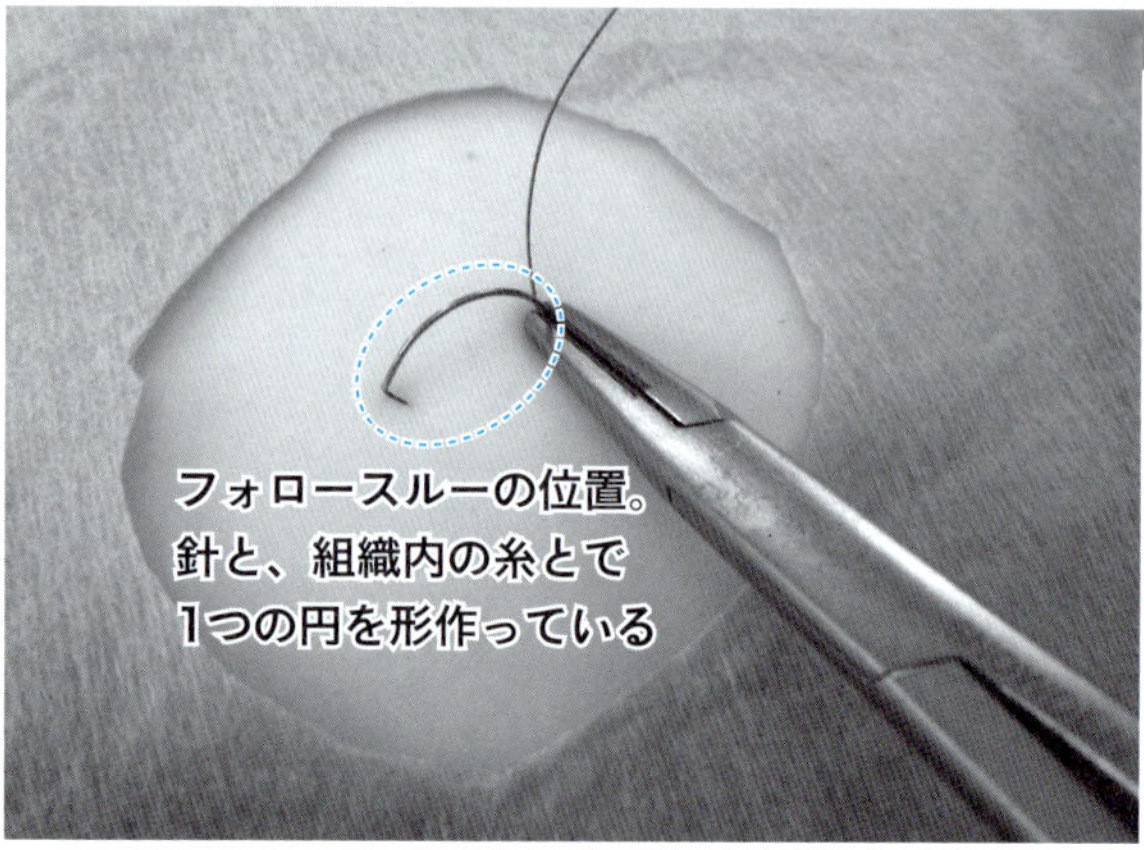
フォロースルーの位置。
針と、組織内の糸とで
1つの円を形作っている

図4-10

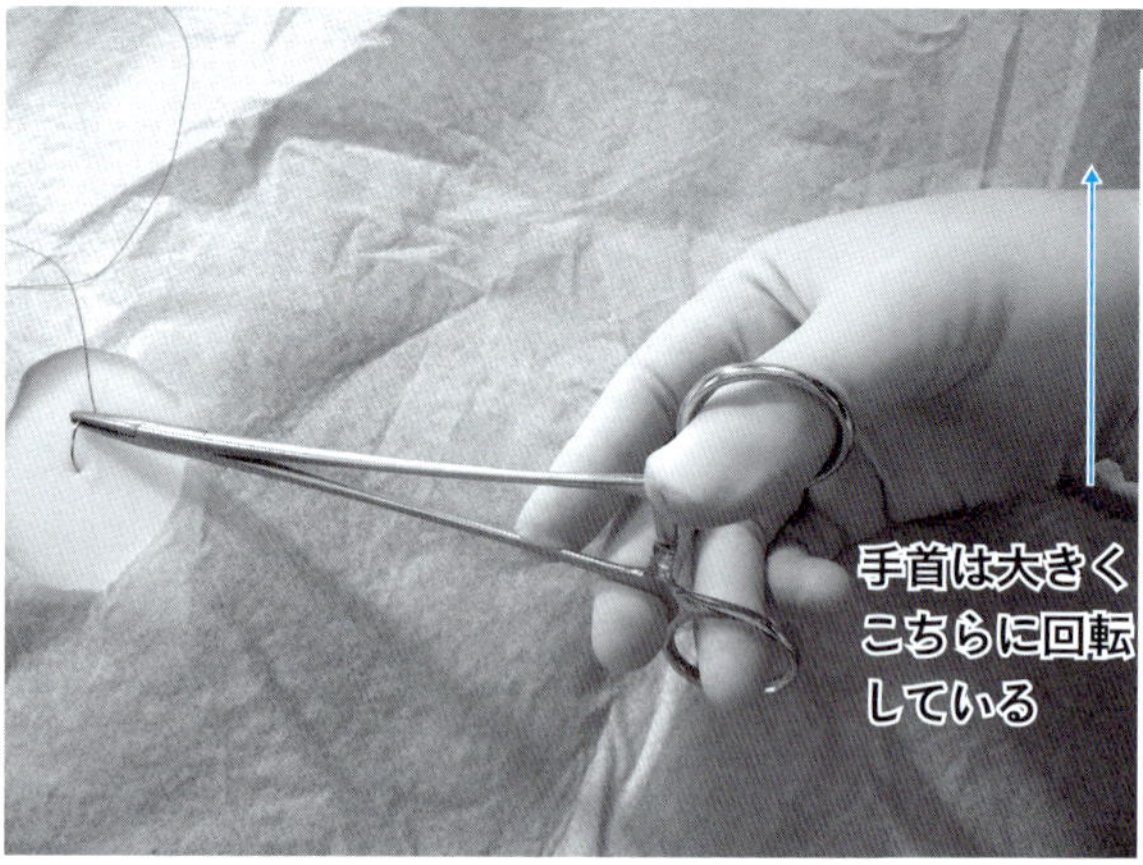
手首は大きく
こちらに回転
している

図4-11

浅くすくうときの
フォロースルー。
抜く角度は刺入の
角度と同じ

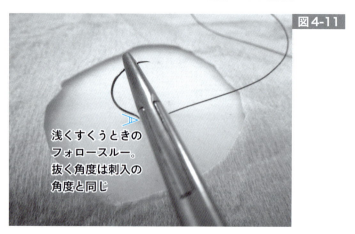

4-3

皮膚の端をわざと合わせない縫合もある

傷の形は教科書の絵のようにはなってない

皮膚縫合をするときは皮膚の内反や癒合の段差ができないように、傷から縫合の針穴までの距離を左右対称にして（便宜上、本項では傷は縦方向に切れているとします）、両側の皮膚の端をぴったり合わせるように縫うのが原則である。確かに原則はその通りだ。手術で意図的に切開した傷ならほぼ100％正しいだろう。

しかし、医者が縫合する傷は手術の切開創だけじゃない。多くは意図せずに受けてしまった怪我による傷だ。挫傷・裂傷のように傷の端そのものが崩れてしまって明確じゃないものは、皮膚の端をぴったり合わせるなんてことはできなくて当然だが、包丁で切った怪我みたいに「端」が明確な直線上の傷であっても、針の刺入点と刺出点の位置が傷に対して対称ではなく、さらには皮膚の端をぴったり合わせず、わざとずらして縫合することもある。

どういう場合なのか、ちょっと考えてみてほしい。

答えは簡単。傷が皮膚に対して垂直ではなく斜めに切れている場合だ。というか、皮膚に対して垂直に切れてる傷なんてそうはお目にかからない。大抵はどっちかに傾いている。

斜めの傷はどう縫うのか

対称性についてだが、皮膚縫合のとき深部に dead space を作らないためには、創の一番深いところで針が最も深く入るように刺入点を決めるべきだ。そうなると結果的に、体表の傷から見ると縫合

図4-12

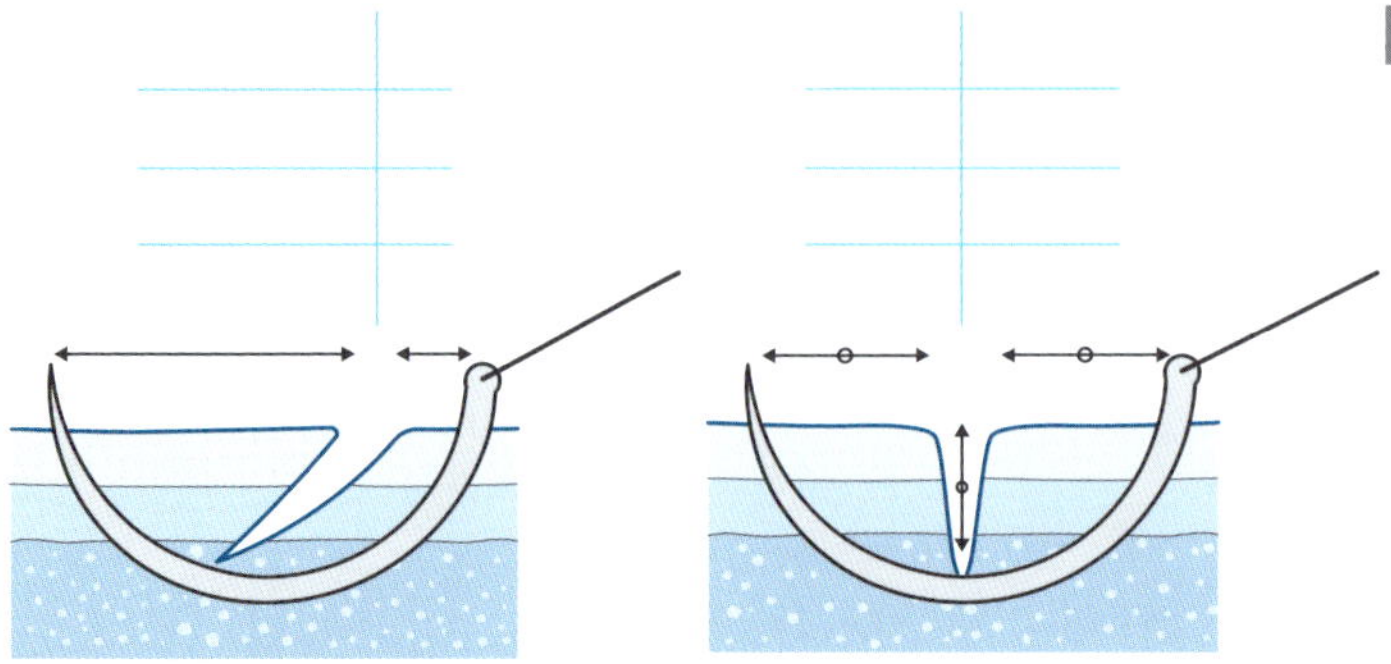

斜めに切れた傷なら、
糸の長さは非対称になる

縦にまっすぐ切った傷なら、
糸は左右対称

糸の長さはかなり左右非対称になる（**図4-12**）。

皮膚の端はどうだろう。斜めの傷で薄い皮弁状になった方（以後、「蓋側」とでも呼ぼう）は内反しやすく、さらには皮膚自体が縮んでしまい、普通に縫ったら創の端がぴったりくっつかないことが多い。こういう場合によく使うのがマットレス縫合だが、私はここで蓋側の方を少し過剰に引っ張り、厚い方（こっちは「実側」と呼ぼう）に少し被せるようにして縫い合わせることが多い。

理由はいくつかあるが、最大の問題は血流である。当然ながら、蓋側皮膚の端の部分は実側に比べて血流が非常に乏しく、縫合しても結局壊死することが多い。かといって、挫創の内部にある壊死組織と異なり、表面にあるものなのでその時点でデブリをかける必要はない。斜めに切れた傷の縁の部分は実側の方に（皮下脂肪ではなく）真皮層が幅広く露出しているので、最終的にはそこから新たな表皮ができてきて創がくっつくことになる。それまでの間、蓋側をkeep wetの被覆材代わりに多少被せるようにして縫い合わせ、抜糸のときに壊死した（実際には乾燥して日焼け後の角質みたいになっているので感染は起こらない）蓋側の端を少し切り取ればきれいにくっつく。まあ、たまに蓋側を引っ張り過ぎて、一時的に段差ができちゃうこともあるにはあるが……。

外科、特に外傷の現場では教科書にあるようなきれいな傷なんて、滅多にお目にはかからない。現物と教科書が違うんだから、

教科書の方法がベストな方法とは限らない

ってのも当たり前の話だ。
「教科書が悪いんだ」なんて、政治家の権力者批判演説みたいなことは言いませんよ。「教科書は自分で考えられる力をつけるための材料であって、教科書に書いてあること全てが真実とは限りません。そこから、何が真実なのかを見極める力が真の学力なんです。この学校の生徒さんは、みんなそういう教育を受け、真の学力を付けてるんですよ」

見極める力

兵庫県の有名な中高一貫校（日本を背負って立つ人材を数多く輩出している超進学校）の歴史教科書選定を地元の議員サンがけなし、それに対して校長先生が極めて冷静に返答し、男を上げたってことがあった。そのエピソードに対して、マスコミで超有名な某予備校講師の先生がこんなコメントをしていた。別にその教科書の肩を持つつもりはないけど、皆さんもこの力を付けてほしい。

?
4-4

持針器は2次元で動かすとは限らない

持針器が入らない術野もある

本書の初めの「手術ってなんで立ってやるの?」の項（p15）でちょっと書いたが、持針器は自分の体に対して横に（平行に）向けて使うことが多い。針を自分の体の向こう側から手前側に動かすのが、手の動きが最も自然で、かつ術野や針先も見やすいので当然だろう。術野の状況によっては針を反対向きに持って手前から向こうに通すこともあるし、自分の体に対して持針器が縦向きになることもある。

ただし、これは前述したように、自分の体を回転させて、なるべく自然な方向、すなわち針を向こう側から手前側に動かすようにできないかを考える方が良い。場合によっては患者の右に立っていたのを左側に移動したって構わないだろう。

しかし、どうしても持針器を自分の体に対して横に向けられない場合もある。

切開が狭く、術野が上下に（天井から床に向けて）深く広がっている場合である。

水平方向なら自分の体を回転させれば良いのだが、垂直方向はどうしようもない。手首を捻って持針器を垂直方向に回転させねばならない（**図4-13**）。理屈で考えれば当たり前の話だ。ところが、こういう現場に初めて遭遇した外科研修医B君は、これができない。持針器を水平に持ったままでなんとか縫おうと頑張る。術野を鉤で広げたり、周囲の皮膚を押さえてみたり、持針器を自分の体に対して縦にしたり横にしたり。でも、どういうわけか、患者の体に対しては持針器は水平のままである。

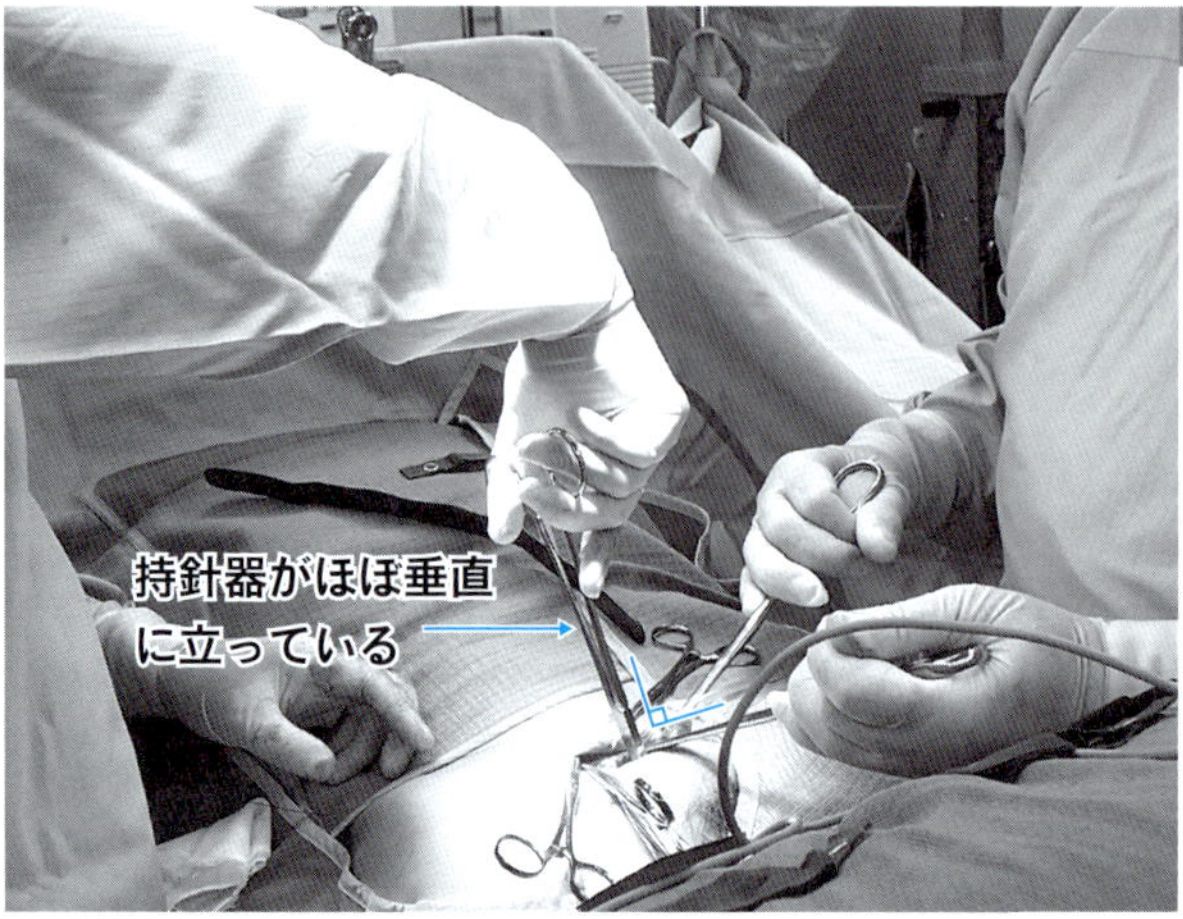

3Dで考えろ！

そこで私がどうするかっていうと、B君（これは相手がB「さん」でもできるね）の持っている持針器をガシッと掴んで、患者の体に対して垂直に縦にして見せる。後は何も説明はいらない。こうすれば深部にも届くことは、B君も一瞬で理解してくれる。

なぜこれが研修医にできないのかは私にもはっきりとは分からない。ただ、ひょっとしたら、皆さん無意識のうちに術野を教科書の絵のように、あるいは動画の画像のように、2次元で考える習性ができているんじゃなかろうかなんて思っている。図や画像を見たときに

「3次元ではどうなっているんだろう」って考える習慣を付ける

と良いのかもしれない。2次元画像を見ながら手術する内視鏡外科で手技を上達させたいと想っているときには、この発想法は必須である。将来3Dカメラが普及すれば話は違ってくるだろうが。

4-5

有鉤鑷子で針を持つのは大変だ

鉤ピンが有利なのはなぜ?

筋層や皮膚の縫合を行うとき、利き手には持針器を持つ。反対の手には有鉤鑷子、いわゆる鉤ピンを持つ。これが普通だ。針を持つのは持針器じゃないとやりにくいことは前に書いたけど、じゃなぜ反対の手は鉤ピンなんだろう。

これはそんなに難しい質問じゃないだろう。掴む離すを連続して何度も行うときは、ロックのついたペアン鉗子やコッヘル鉗子（言うなれば洋バサミ型の道具）よりも、力を抜けばすぐ離せる鑷子

（こっちは和バサミ型）の方がスピーディだから。強靱な組織を掴んで強く引っ張るときは、鉤が付いている方が組織に鉤が食い込んでしっかり掴めるから。

実際の手術現場でも、ナイーブな臓器の吻合で鉤ピンを手に持ってたりするのを指摘すると、研修医でもすぐにミスだと気付いてくれている。鉤ピンは組織損傷のリスクが高いし、先端だけで摘み取るような小さなものを持つには不向きだってことは説明するまでもないってことだろう。

鉤ピンが不利なのはなぜ？

でも、たまーに気になるときがある。実は体表の縫合とは限らないのだが。

筋層などの縫合する組織が分厚かったり強固だったりすると、組織に刺入した針の先端が組織からちょっとしか出ずになかなか鑷子で掴めなかったり、ちょっと力を抜くと針先が組織内に引っ込んでしまうことがある。そういうときどうする？

鉤ピンで一生懸命に針先を掴もうとすることを悪いとは言わない。いちいち道具を持ち換えるのは時間のロスなので、可能ならそのままの道具で良い。でも、鉤ピンは力の掛かり方が少し甘くなると（針を抜きながら針の弯曲に沿って手首を回したりすると）、掴んだものが離れてしまう。そもそも鉤ピンは組織に鉤を食い込ませて掴むようにできているので、針のような細かく硬いものを先端で掴める構造ではない。使うべきは、先端で針先のわずかな部分を掴めて、多少動いても外れないような器具。術野の深さによるが、ペアン鉗子とかケリー鉗子とか（もちろんもうひとつ持針器を使えたら最適）が適切だってことは論理的に導き出せる。

ところが、なぜかここでコッヘル鉗子を使う人が多いんだなー。組織を掴むんじゃないんだから先端に鉤が付いている必要はないし、針を掴むにはむしろ鉤は邪魔以外の何ものでもないんだけど。

で、大概、コッヘルでは針先をなかなか掴めなくて、もがいている（教えてやれよって声が聞こえるような気もするが……立場上そんなこと言えないって人がやってたりするんですよ）。

なんとなく「有鉤＝物をしっかり掴める」ってだけ覚えていると、こういう不適切な選択をしたりする。えっ、俺はそんなことないよって？ では伺いますが、閉腹のときとかに縫合し終わった糸を何本もまとめて持って引っ張ることがあると思うんですけど、そのとき、

「コッヘルください。なければペアンでも良いです」

って言ってません？ 白状します。かく申す私がそうです。無意識のうちに鉤の付いてる方を first choice にしてるんですねー、怖い怖い。

?
4-6

真皮縫合なのになぜ表皮を持つの？

一般外科の針使いで形成外科手技はできない

一昔前は真皮縫合ってのは形成外科の専売特許みたいなものだったが、最近は他の外科系の科でも普通に行われるようになってきた。創がきれいに治りますっていう縫合糸の業者の宣伝に踊らされている気も多少するが、抜糸がいらないし、早期退院させやすいってメリットもあるのは間違いない。私も鼠径ヘルニアの手術で使っているが、創をきれいに治すためではなく、早期退院のためにやっている。そもそも鼠径ヘルニアの創は腹腔鏡手術以外はパンツの下、陰毛の生えてるところにある。顔の創とは瘢痕の重要性が違うのだから、それを一緒くたにしてはいけないだろう。

昔々、今みたいに直径5 mmなんて細い腹腔鏡がなかった時代、若年女性の鼠径ヘルニアの手術で、鼠径部の6 cmの普通の縫合創と腹腔鏡手術の1.5 cm×3ヵ所のポート創を比べて、腹腔鏡手術は創が

目立ちませんので患者に喜ばれますって誇らしげに書いてある論文を読んだことがある。そのときは、「ビキニを着たときに外から見えるのはどっちなのか、この著者は考えてるのか」って突っ込みたくなったことを今でも覚えている。そんなわけか、今でも業者が埋没縫合用の針糸の宣伝にきたときに「鼠径ヘルニアの創がきれいに治ります。肌を見せるときに躊躇うことがなくなります」なんて言ったりしたら、「そうだね、陰毛剃って、人前でパンツを脱ぐ仕事に就くつもりだったら役に立つね」って言い返したりして、思いっきり嫌われている。

……すみません、少々言葉が過ぎました。でも、顔の瘢痕と陰部の瘢痕じゃ、患者のQOLへの影響がまるで違うのは確かですよ。

本題に戻ります。

気になっているのは真皮縫合をするときの鑷子の動きだ。鑷子（ほぼ確実に有鉤鑷子）で皮膚全層を持ち、ひっくり返すようにして真皮の裏面を出して、そこに針を通していくというのが一般的だ。真皮層が確実に正面視できるので真皮には確実に針を掛けられる。形成外科がやるように、カーブの緩い弱弯針で真皮のみを浅く広く縫うには最も適しているだろう。

しかし、さっきも書いたように多くの一般外科医は創面に対して針を垂直に刺す癖がある。そうするとどうなるか。真皮を越えて表皮まで縫ってしまって創が引き攣れる。さらには表皮を貫いて糸が体表に出ているなんてことがしょっちゅうある。

そんなの「もっと練習しろっ」て言われりゃそれまでだが、このミスは大半の外科医が一度や二度はやったことあるはずですよ。

100回練習すれば誰だって上達するのは当たり前。どうやれば上手くいくかを理論的に考えて、10

回の練習で上達する方が良い。

このトラブルが起こる最大の原因は何かっていうと、皮膚をひっくり返して表皮を見えなくしてしまっていることだ（**図4-14**）。見えてりゃすぐに気が付く。だったら、ひっくり返さずに真皮に針を掛けるようにすれば良いじゃないか。そもそも、

真皮に糸を掛けたいのだから真皮を持つのが最も自然

図4-14

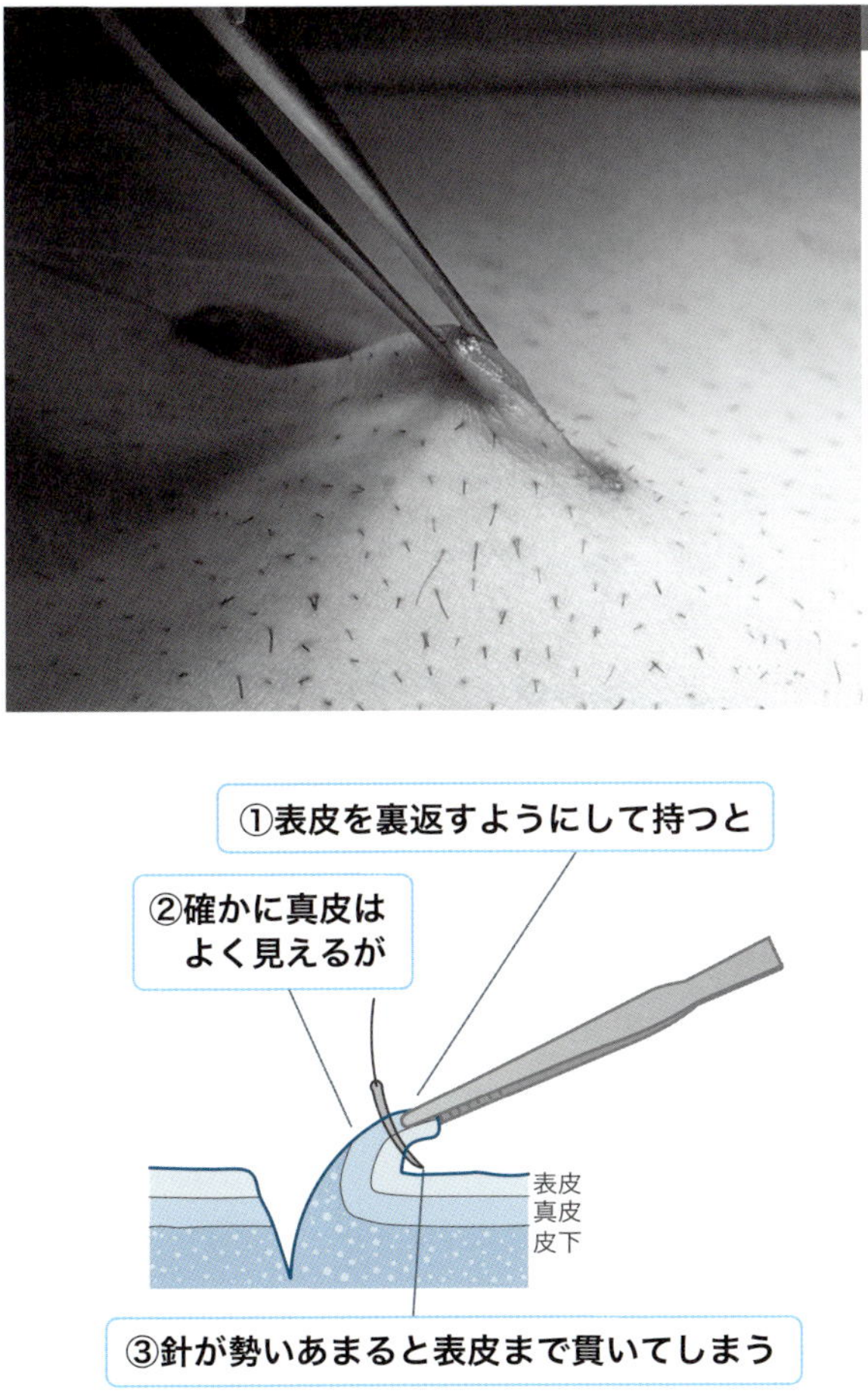
①表皮を裏返すようにして持つと
②確かに真皮は
よく見えるが
表皮
真皮
皮下
③針が勢いあまると表皮まで貫いてしまう

であり、表皮を鑷子で持つ必要はないだろう。筋層を縫うときに皮膚を持つ奴はいないだろう。

真皮に糸を掛けたいのだから真皮を持つ

で、私がどうしているかというと、真皮（裏面ではなく切開線に沿った側面）以深の組織を水平方向に鑷子で掴んで、そのまままっすぐ引っ張っている（**図4-15**）。そうすると表皮と真皮の境界が伸びて水平になる。つまり創の外側から表皮、真皮、鑷子と水平に並んでくれるわけだ。その表皮と真皮の境界に針を刺し、垂直埋没なら針を創の内面に出すし、水平埋没なら表皮と真皮の境界線に沿って針を自然に回して、表皮と真皮の境界線から針先を出す。

皮膚をひっくり返していないのだから、このやり方は例え針を真皮に垂直に刺してガバッと組織をすくい上げたとしても、針が表皮から出てしまうことは絶対にない。皮下組織側に糸が出ることはまれにあるが、表皮と違ってそっちに糸が出ても差し支えはない。

まあ、欠点はある。組織をすくう量が多めになるため、埋没の割にはガッチリした縫合になり、縫合が盛り上がり気味になるってことだ。つまり、美容目的の真皮埋没縫合では使いにくい。

でも、鼠径部の縫合としては良い方法だと思うんだけどなー。研修医にはいつも教えてたんだけど、ローテーションが終わって外科に戻ってきたとき、ほとんど誰も覚えてくれてなかったんだよなー。なぜだろう？？

（ついでながら）埋没は最後まで埋没させせようよ

真皮縫合、特に連続縫合で気になっているところがもうひとつある。

「糸の結紮はどの層で行うべきですか？」

図4-15

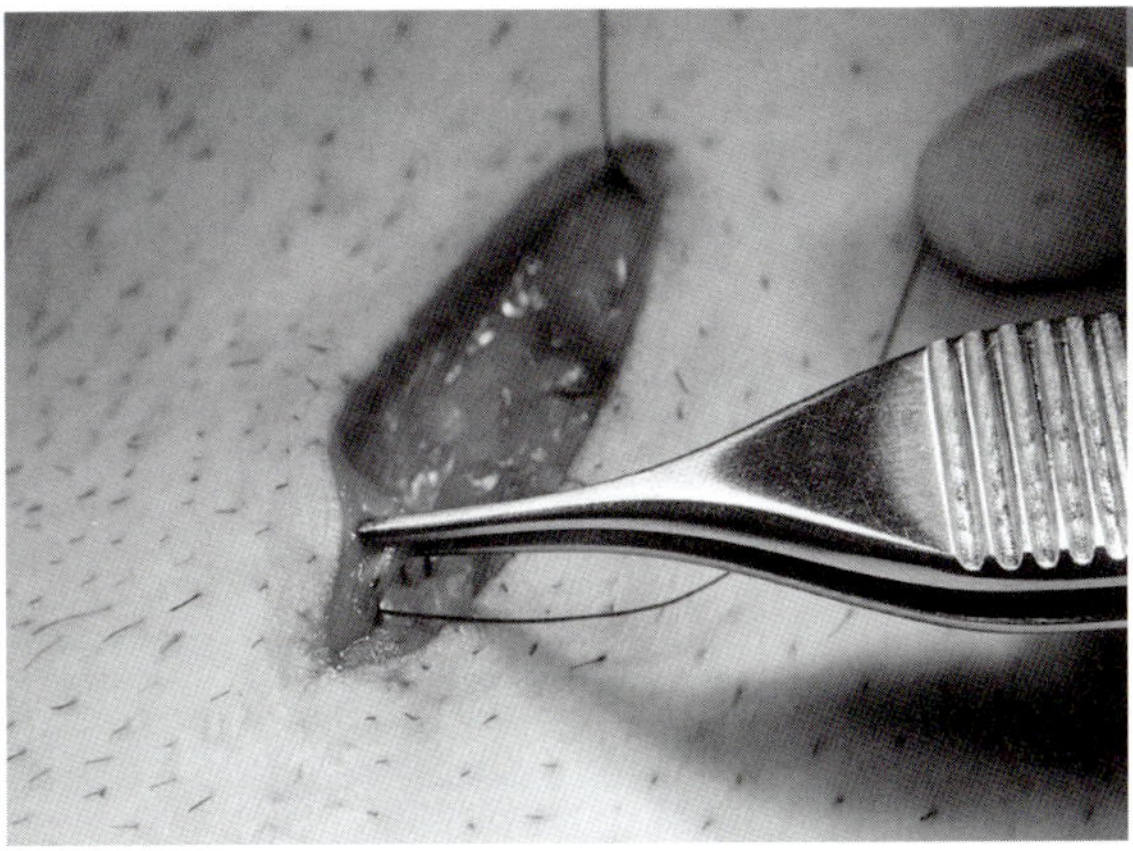

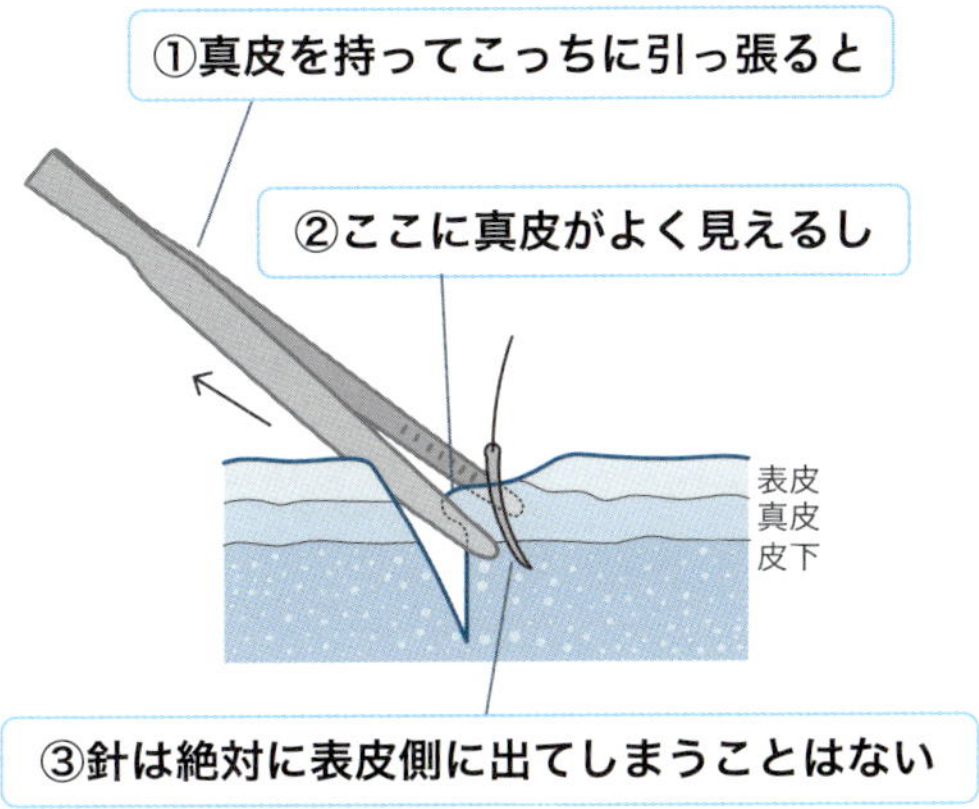
①真皮を持ってこっちに引っ張ると
②ここに真皮がよく見えるし
表皮
真皮
皮下
③針は絶対に表皮側に出てしまうことはない

こう聞かれたら10人中10人の外科医が、

「真皮浅層じゃなくて、皮下深層で行うべきだ」

って答えるだろう。結紮した糸の結び目が創から飛び出してちゃ埋没にならないってことは誰でも分

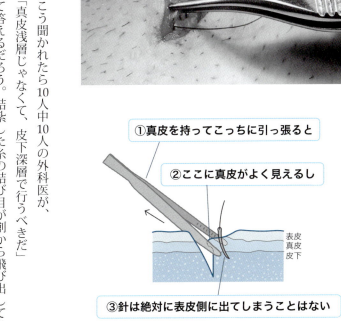

かる。でも、現実に見てるとこれをやっていない人が結構多い。

業者さんの宣伝パンフや、いろんな施設がネットに上げてる動画とかを見ても、縫合そのものは詳しく解説してあるのに、最後の結紮についてはあんまり説明されてない。ヘルニア外科の世界で名高い札幌の宮崎先生がこの結紮法について書かれた論文を読んだことがあるが、考察の中で先生も「あまりにも基本的な手技であるため（かえって）報告が少ない」とズバリ指摘されていた。

図4-16

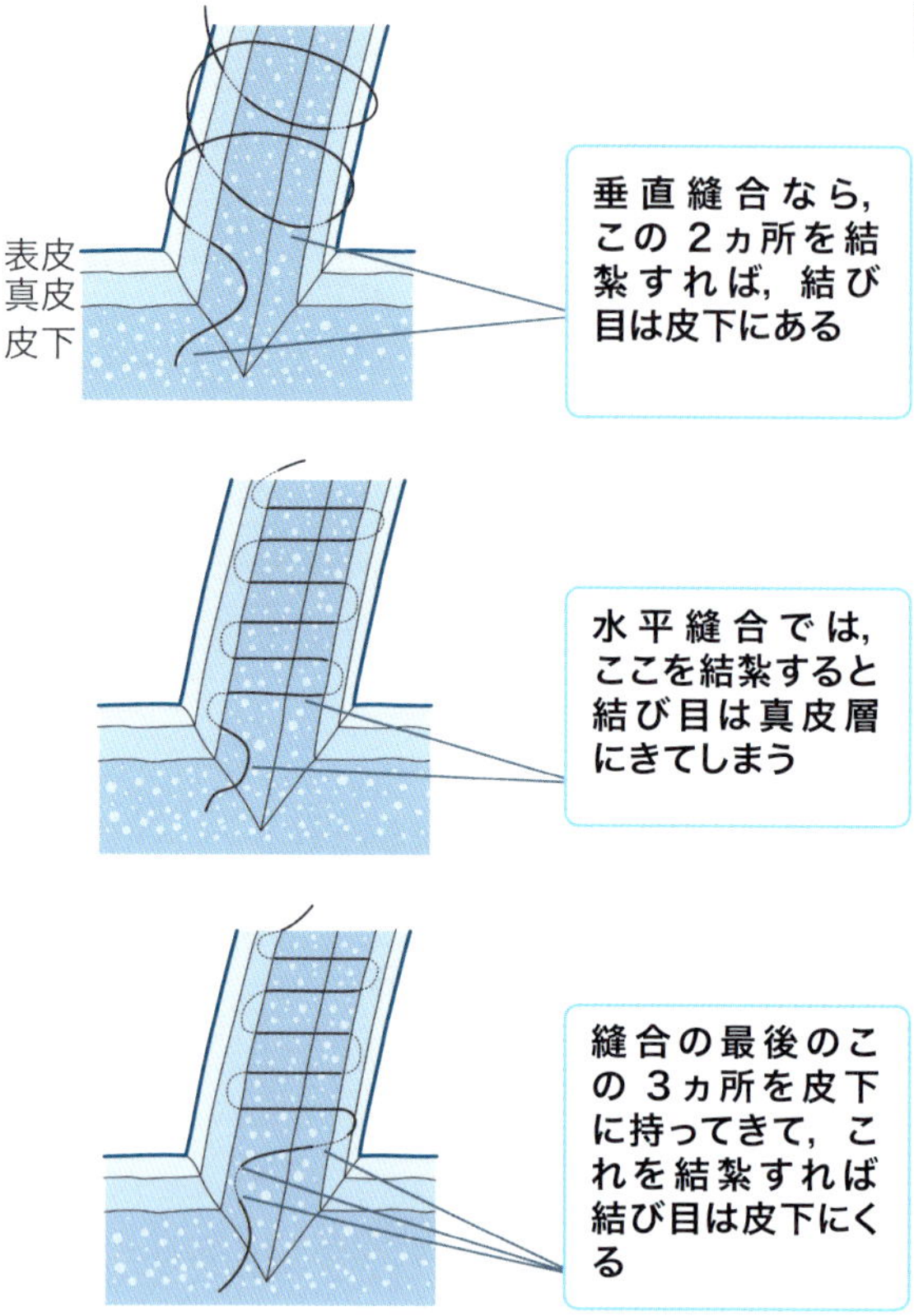
表皮
真皮
皮下
垂直縫合なら，この 2ヵ所を結紮すれば，結び目は皮下にある
水平縫合では，ここを結紮すると結び目は真皮層にきてしまう
縫合の最後のこの 3ヵ所を皮下に持ってきて，これを結紮すれば結び目は皮下にくる

実際の結紮の仕方に話を戻そう。

結節縫合や垂直連続縫合なら話は簡単だ。片側の皮下深層から真皮浅層に針を通し、次に対側の真皮浅層から皮下深層に針を通すのだから、1針ごとに皮下深層に糸が出ている。この糸同士を結紮すれば結び目は自然に皮下にくる（**図4-16上**）。

問題は水平連続縫合のとき。連続縫合の間、糸は真皮層を通り続けており、皮下深層には出てこない。最後の1針で真皮浅層から皮下深層に針を通してそれを結紮に使う人は多いのだが、それと結紮する相手の糸が真皮浅層を通ってる糸だったりする（**図4-16中**）。これでは結び目が創から飛び出しかねない。

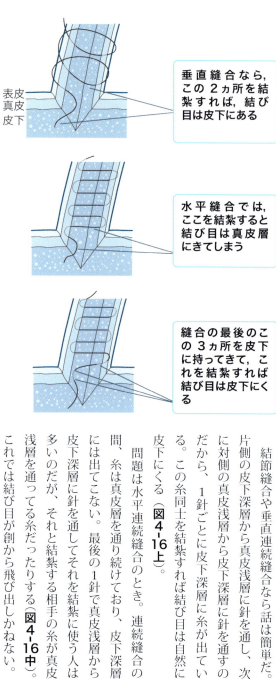

じゃ、私がどうしているかだが、話は簡単である。最後の1針のひとつ前で片側の真皮浅層から皮下深層に針を通し、さらに反対側で皮下深層だけに1針掛け、これとその前の皮下深層に通した糸とを結紮している（**図4-16下**）。こうすれば結節縫合や垂直連続縫合と同様、結び目は自然に皮下深層にくる。

もちろん、この方法が唯一絶対なんてことはない。宮崎先生を初め、いろいろな工夫をしている人は多い。実際のところ、そこまで気を使わなくても、結紮した糸の結び目が創から飛び出すなんてことは現実にはほとんどないだろう。

私が問題にしたいのは、埋没縫合なのに真皮浅層から出てる糸を結紮に使うやり方を教わって、何の疑問も持たずに踏襲している若手があまりにも多いってことだ。

理論的に、すなわち、良い意味で批判的に考える習慣を付けようよ。

第5章 切開と剥離

切る。剥がす。

手術操作の中で最も長時間を占める動作がこれである。単純な動作だが、何しろ操作の回数がやたら多いので、ここが上手いか下手かで手術時間や危険性がほぼ決まってしまうと言っても過言ではあるまい。正直に言って、動作としてわざわざ文章にするほどのコツはそれほどないが、どこで何を使うかとか、道具をどのように使うかは、手術の状況に応じた理論的判断が不可欠である。

5-1 皮膚切開、金属メスか電気メスか

前立ちによっての使い分け：患者によってじゃなく……

皮膚切開をするとき、表皮は金属メスで切るのだが、そのときに真皮層まで一気に金属メスで切る方法と、真皮の深部を切らずに残して、そこからは電気メスで切る方法がある。どっちを使うのかは、指導医によって（大学によって？）結構違っている。それぞれ「真皮層は可及的に鋭的に切開した方が縫合後の癒合が良好なので、金属メスが良い」、「皮膚の出血の大半は真皮深層から脂肪層にある微小な血管からなので、止血のために電気メスが良い」などの理由がある。この理由は両方とも「〜なので」のところまでは全く正しいのだが、どっちの理由を重視するかによって方針が全く違っ

てしまう。

この点は結構こだわりのある人が多くて、慣れた若手外科医なんぞは、「今日の前立ちはT大系のF教授だから真皮は電メスだけど、明日はK大系のI准教授だから金属メスで真皮まで切ろう」なんて感じで変な「使い分け」をしてるのがざらである。

まあ、2つのやり方が両立してるってことは、実際はどっちでやっても結果には大差はないってことの表れでもあるんだけど。

考えなければならない問題は理由付けの「なので」のところである。「〜なので」と理屈っぽく言われると、皆さん素直に納得してしまうことが多いと思うが、実はその「〜なので」はこんな風に事実の半面しか語られていないことが手術に限らず、医療の世界ではざらにある。

利益のあるところには危険がある

臨床医学ってのは、「全てにおいて有益で有害事象はない」なんてものはまずない。外科手術なんてその最たるものだ。痛いし、合併症はあるし、金と時間はかかるし。でもそれよりも手術によって得られる利益の可能性の方が高いから、手術って行為がある。つまり、

0《ゼロ》 ＜ 手術の危険 ＜ 手術の利益

(or 手術しなかったときの疾病の危険)

という不等式が成り立つから手術ができるんだ。ちなみに、私は患者さんに手術のリスク説明をするときにいつもこの不等式を書いてます。

話が大きくなり過ぎた。元に戻す。

金属メスか電気メスかって選択は、そこまで大袈裟な話ではないが、さっきの不等式で言えば、「0《ゼロ》＜（金属メスの）利益」だけを主張して、「0《ゼロ》＜危険」の部分を無視してるってことだ。いささか極端な例かもしれないが、抗血小板薬を毎日飲んでいる人の腹壁切開なら電気メスが良いだろうし、（こういう言い方で差別しちゃいけないって意見もあるが現実問題として）若い女性の顔面の切開なら金属メスだろう。これをいっしょくたにしちゃいけない。

皮膚切開のことに限らず、指導を受ける若い世代の人たちは、医療行為に潜むこの半面（危険）のことを合わせて冷静に考える習慣を付けてほしい。これを考える習慣を若いうちに育てていないと、とんでもない過剰診療をやって大失敗する外科医ができあがりかねない。

あれっ？ メスの話のはずだったんだけど……。

5-2

脂肪のためらい傷

層々に切るってのは薄く切れってことじゃない

手術創の切開は層々に切る。皮膚を切り、皮下脂肪層を切り、筋層を切る。腹膜は……これは腹膜前脂肪もひっくるめて大概は筋層と一緒に切っているかな（腹膜切開の最初の一太刀については後々述べます）。きちんと切れれば層々に切るのが最も美しくかつ安全だ。だけど、換言すれば、「層々に切る」ことだけにこだわって、かえって美しくなくなっちゃったら本末転倒だし、安全性が確立できていれば層々の必要はないってことだ。

皮膚切開は薄いのでほとんど問題はない。前項のことを考えれば、真皮まで切るか表皮と真皮を分けるかという違いはあるが、前述のように結果に大差はない。

しかし、その下の脂肪層切開になるとどうだろう。層々に切るという意識が強過ぎると、例えばこうなる。

厚さ15㎜の脂肪を電気メスの先でまず深さ5㎜、全長に切開する。その次は、切開の真ん中から2㎜左にずれたところをまた5㎜切開する。でまた次2㎜左にずれる。ずれたぶんだけ切る回数が増えていく。

なぜずれる？　そして、なぜそれに気付かない？

電気メスは先端で切るとは限らない

左右の皮膚はそれぞれ術者と助手が引っ張る。当然、引っ張る力は左右で違いがある。おまけに脂肪は引っ張ると切開線が見えにくくなる。そこを無造作に切るからずれて当然だ。確かに脂肪の切開線は見えにくいが、意識して見れば必ず見えてくるのにそれを意識していない。脂肪層なんだからまあ実害はないし、筋層のところで補正すりゃ良いってことだが、これを意識せずに平気でなんとなく切っている術者が意外と多い。

じゃどうする？

電気メスは通電によって切るものだから、本来は先端の点で切る（1点に電気を集中させる）べきものだが、

皮下脂肪なんて電気メスの側面でも十分切れる

（線で切る）ので、深さ15㎜くらいなら1回の操作できれいに切ることができる。層の真ん中あたり、

あるいは正中線がもっとも分かりやすい部分（例えば剣状突起のすぐ下とか）で1カ所脂肪全層を切って、それを延長した方がむしろきれいな層々切開になる。

層々に切るってのは薄く切れっていう意味じゃない。さっきの皮膚切開の話じゃないけど、ひとつの組織層は一度に切るのが本来は最も美しいものだ。

5-3

筋層のためらい傷：電気メスは掃除機だ

正中線を意識すること

前項の続き。筋層切開はどうだろう。

腹部正中切開で皮膚、皮下脂肪層まで層々に切って腹直筋前鞘前面が見えたところを想定してほしい。次は筋鞘の正中で、つまり前鞘後鞘の癒合した白線で切開し、腹直筋の筋組織が見えることなく腹膜前腔（腹膜前脂肪）に達するのが理想的だ。筋鞘は皮膚を引っ張って左右にずれるようなことはほぼないが、ここでも脂肪切開と同様に薄く長く少しずつ切っている人が少なくない。これをやると創のどこかできちんと正中線を切ったのに、その上下では左右にずれて腹直筋実質が露出してくることになりかねない。

筋鞘の正中の見方のコツってのが書いてある本もあるが、実際のところ前から見ただけではなかなか分からない症例も多い。そもそも最初の一太刀で正中線に当たる、すなわち筋肉実質が見えずに腹膜前脂肪に達したら、内心ラッキーなんて思ってる人も多いはずだ。だとしたら、その部分から筋鞘全層を頭側尾側に切り進め、例えば右側に腹直筋が見えてきたら切開が右にずれてきたってことなので、直ちに切開を少し左にずらして正中に戻すようにすれば、全長できちんとした正中切開ができる。

意識してやれば難しくないはずだが、これもきちんと意識してやっていない人が多い。右側に腹直筋が見えてきたのに左に戻すことなく、そのまま平気でなんとなく切り進めてしまう（で、これが後々の瘢痕ヘルニアの一因になる）。最近流行りの脳トレの動画じゃないけれど、見てるつもりでも

何を見るべきか意識

していないので、「なんとなく見てるだけ」になってしまっているのである。

電気メスは箒《ほうき》じゃない

何を見るべきか意識していないこと以外に、この問題の背景には電気メスの基本的操作法の誤りが隠れていることもある。

電気メスを箒のように使っていることである。

またしてもナンノコッチャって言い回しですね。説明がいるでしょう。

箒はゴミを集中させるものなので、横に動かす動作を1ヵ所で繰り返して使う。それに対して、掃除機はゴミを吸引するので、なるべくゆっくり動かし、その代わり1ヵ所は1回で吸い切る方が良い。しかし、世の中には掃除機を箒のように素早く何度も動かして使っている奥様方がゴマンといる。それじゃ、せっかく吸い込みかかったゴミがまた落ちちゃうし、床が傷だらけになるだけなのに……。

まあ、言うなれば、

金属メスは箒で電気メスは掃除機

である。金属メスは当てるだけでは切れない。当てたメスを横に動かすことによって切れる。だから動かさなければならない。電気メスは切りたいものに接触して通電させれば切れるので、同じところで何度も繰り返して動かす必要はない。筋鞘切開でこの「箒法」をやるとどうなるか。

筋鞘が浅層から少しずつ切れるのだから、せっかく初めに正中線が出たとしてもまた別のところで筋肉が見えてくるという、まさしくさっき書いたことが起こってきて当然だ。電気メスはゆっくりと動かすが1回で切るという「掃除機法」で使うべし。

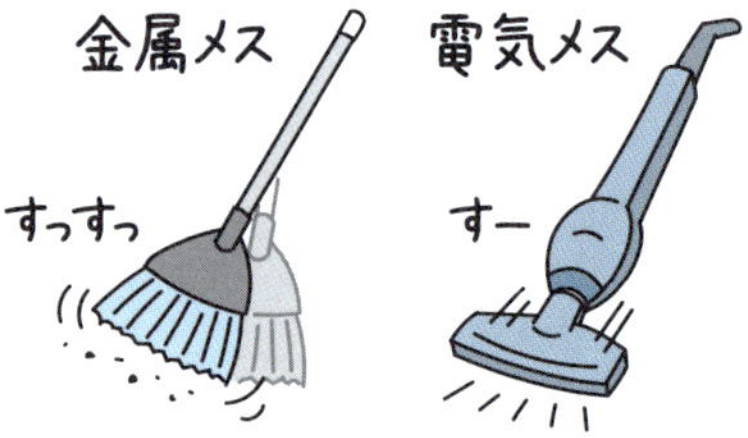

物を見るときに何を見るべきかを意識する習慣を付けること、器具の特性を知っていることは大切ですよ。

5-4

腹膜を電気メスで切ったって良いじゃないか

電気メスで腹膜を切って見せると……

開腹になる瞬間、つまりさっき書きかけた「腹膜切開の最初の一太刀」の話です。

腹膜に最初の切開を加えるときに、私が何を使っているかというと、金属メスを使うことももちろん多いが、ハサミで切ったり、場合によっては電気メスで切ったりもしている。

そうすると大概、若手の助手にビックリされる。

「先生！ 腹膜を最初に開けるときに電気メスで切ったりしたらダメですよ！」

「うん、基本そうだね。でもなんで？」

「下に腸があったらどうするんですか！」

「でも、ないじゃん」

「えっ？」

「見えてたでしょ」

「何がですか？」

「この患者さん、腹膜前脂肪がペラペラだから、腹膜通して腹腔の中がよく見えてたじゃん。腹膜持ち上げたときに、腸なんか上がってないって見えたでしょ」

「えっ？？？」

「見てなかったの？」

「……」

こんな感じの会話を何度したことか。

もちろん、若手外科医でこういう話ができるってことは、開腹操作の基本をきっちり勉強してきているってことだし、私はこういう「意見を言える」若手が実は大好きだ。

でも、問題はある。

腹膜を金属メスで切るのはなぜ？

筋層までは（あるいは腹膜前脂肪層までは）電気メス主体で剥離切開を行うが、腹膜の切開は金属メスで行う。

なぜ？

さっきの会話の中にもあったけど、本書の読者の皆さんなら初めから答えは分かっているはずだ。

「腹膜の下にあるかもしれない腸管などの内臓を損傷しないため、鑷子で腹膜を何度か持ち替えるようにして内臓が持ち上がらないようにし、深部損傷を起こさないように、金属メスを使って切開する」

その通り、何も間違っちゃいない。

ってことは、思考を反転させれば、

「内臓がそこになければ、金属メスにこだわる必要なんかない」

ってことに他ならないでしょ。

長年手術をやってきて、数をこなしてきたってだけじゃなく、最近は腹膜前腔・腹膜前脂肪層・腹膜前筋膜浅葉と深葉なんてものを意識しながら筋層の下を剥離するようになったからもあるだろうが、意識して観察すると、腹膜の裏側の内臓ってのは意外とよく見えている症例が多い。ただ、これもさっきの筋鞘と同じで、

意識して見ないと、見えているはずのものが見えてこない。

こういう注意力があった方がはるかに応用が利くし、スピーディな手術ができる。

もちろん、それ以前の問題として、理由（そこにある内臓を損傷しない）が分かっているのなら、そこから一歩（そこに内臓がなければ損傷のしようがない）思考を進められる頭の柔軟さを身に付けてほしい。敢えて電気メスを使って見せるのは、こういうことを指し示したいからって理由もある。

図 5-1

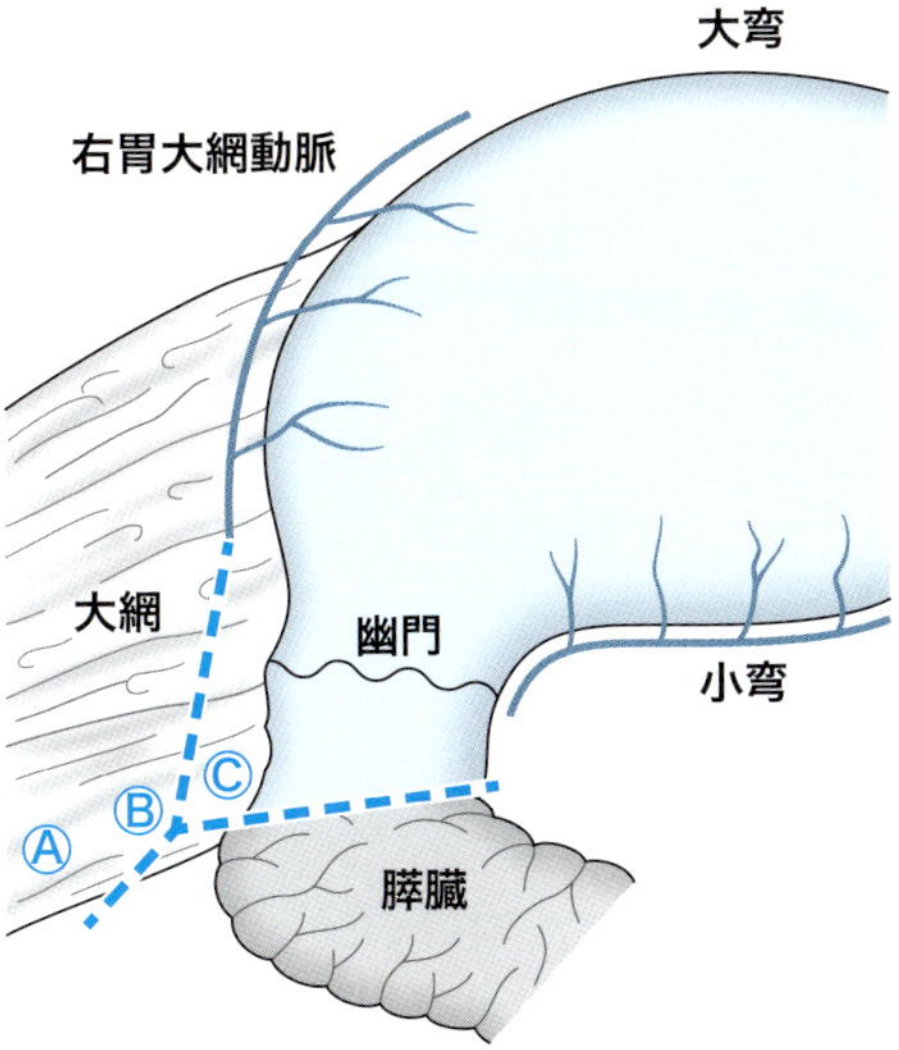

胃切除手術で，大網を切開，大弯側を脱転し，右胃大網動脈周囲を処理するところ．

Ⓐ→Ⓑ→Ⓒ と切開していく．
右胃大網動脈を見つけるために少しずつ切っていくことが多いが，
Ⓐまで達したらⒸまで一気にすくえば確実に血管をすくえる．

? 5-5

剥離は細かくやりゃ良いってもんじゃない

大網はガサッと切れる!

例えば、胃切除手術で右胃大網動脈を結紮して幽門大網側のリンパ節を郭清するときどうするか。大網を切開しその切開孔を右に向けて広げ、膵臓に突っ込まないように注意しながら、膵臓の腹側で右胃大網動脈を結紮、その剥離を十二指腸に向けて延長し、十二指腸漿膜を露出させる。おおざっぱに書けばこうなる。消化器外科医なら誰でも知っている。

では、その剥離の速度はというと、大網はガッサガッサ切っていくが、膵臓に近くなったら途端にチマチマになるのが普通だし安全だ。膵臓は周囲の脂肪と見分けがつきにくいし、いったん膵臓に突っ込むと術後膵液瘻なんて実に面倒くさい合併症の危険が出てしまうので。

十二指腸壁手前もガサッと切れる?

問題は膵臓を通り越して血管（右胃大網動静脈）を結紮するところと、さらには十二指腸壁を出すところ。少しずつていねいに剥離してそれぞれを露出させていくのが真っ当で安全なやり方なのは間違いないし、そういうふうに教育するのが正論だ。しかし、実は私はそうはやっていない。膵臓が離れ、胃十二指腸動脈が安全だと思われたら、なるべく一気に十二指腸壁の手前までガサっとケリー鉗子を通してまとめて剥離してしまう（**図5-1**）。乱暴だと言われるかもしれないが、剥離層として一番明瞭かつ剥がしやすいのは漿膜表面だし、そこまですくってしまえば右胃大網動静脈は確実にケリー鉗子の手前にあるので、血管損傷の危険はむしろ少なく安全だと考えている。

手術の現場ではこんなことはしょっちゅうある、細かい手術が必ずしも安全な手術ってわけじゃない。

ときには大胆に動くことも必要かつ安全

になる。もちろん、解剖が分かっているという理論的な条件は必須である。

5-6

刺し込んで開く、刺し込んで開かない：ケリー鉗子の動かし方

剥離操作の話の続きである。

皮下脂肪を電気メスで切るときの話はさっき書いたが、創の小さな手術などでは、皮下脂肪をケリー鉗子で鈍的に切開していくことも少なくない。腹腔の中でもケリー鉗子による鈍的剥離は頻回に用いる手技だ。このときの動きの基本は、ケリー鉗子の先端を組織に刺し込んで先端を開くことで、メリメリと組織の弱いところを剥がしていく動作である。「刺す、開く」という単純な動作の繰り返しだが、これも観察と思考があるとないとでは効率と安全性がずいぶん異なってくる。

ケリー鉗子の刺し方

まず、刺し方の話。前述（p32）したように、ケリー鉗子は一般的には自分側に先端がカーブしているように持つ（図2-1参照）。これが組織を浅く安全にすくうのに適しているからだ。

逆に言えば、安全だって分かっているところならば、ケリー鉗子を反対に向けた方が効率良く深く剥離できるってことだ（図2-2参照）。例えば3 cmくらいの小さな切開から皮下脂肪を切開して筋鞘に達したいときなどは、そこに大きな血管がないことが分かっていれば、（太った人でない限り）脂肪層はケリー鉗子を真下に向け、ほぼ1回の「刺す、開く」で切開でき、筋鞘表面が見えてくる。脂肪と筋鞘は明らかに硬さが違うので、ケリー鉗子で筋鞘を突き破ってしまうなんてことは、まず起らないはずだ。筋鞘表面が見えたらそこから先は、脂肪全層に筋鉤を掛けて引っ張るなり、ケリー鉗子で脂肪全層を挙上して［「脂肪のためらい傷」の項（p108）で述べたように］電気メスの側面で切るなりすれば、脂肪層は一発で大きくかつきれいに切れる。もちろん例によって、浅腹壁動脈などがどこにあるかが大体分かっているという解剖の知識が肝要だが。

ケリー鉗子の開き方

次に、開き方の話。若手外科医がよくやっちゃうのは、ケリー鉗子を刺しながら（前進させながら）開いていき、先端を突き通したときに2つのjawが別の穴から出てしまうというミスだ。これに気付かないで結紮糸をそのケリー鉗子で挟んで引き抜こうとすると、糸と一緒に残った組織も挟んでしまっているため、ケリー鉗子が抜けないという事態に陥る。「刺す、開く」ではなく、

ケリー鉗子での剥離は「刺す、止まる、開く」が正しい

やり方だ。

ただし「考える外科」を目指すならば、ここでもう一歩踏み込んで考えてほしい。「刺す、（前進しながら）開く」でも事実上問題ないこともある。どういう場合だろうか。

先ほどのミスは、最後にケリー鉗子でものを挟むという行為があったから顕在化したってことは明白だろう。その行為がない単なる剥離の場面では同じ動きのミスをしていても気付いていないだけだ。単純なことだが、これが分かっていれば剥離操作はずっと安全かつ効率良くなる。上記のミスをときどきやらかすって自覚のある人なら、一見ミスしていないような単なる剥離の場面でも「刺す、止まる、開く」というリズムの練習をするように意識すべきだ。そうすれば安全な手技を獲得できる。逆に「そんなミスは絶対しないよ」という人は、ひょっとしたら（止まらなくても良い場面や、開かなくても良い場面も含めて）全ての場面で「刺す、止まる、開く」をやっているのかもしれない。それがダメとは言わないが、ただ単に剥離操作だけを行っているときは「刺す、止まらない、開く」とした方がスピーディになるし、逆に結紮をすると分かっているならば、

「刺す、止まらない、開かない（で突き通す）」

で先端を出してから、糸を掴むときに大きく開けば安全で効率も良い。

もちろん、これも自分が刺しているところをしっかり見て、次の一刺しで剥離できるはずのところをちゃんと意識して操作するってことが基本だ。さもないと、剥離しているつもりが、同じところを何度も擦ってるだけだったり、刺すたびに穴の位置が微妙にずれてたりで、一向に前進してないってことになりかねない。

単純なことだが、最初に書いたようにこの類の操作が手術に占める時間は非常に長い。自分の癖をしっかり観察して、これが上手く使い分けられるようになると手術がずいぶん速くなる。

第6章 止血、鉤引き、洗浄、ドレナージ

6-1 止血技あれこれ

止血。

開創から閉創まで、手術中はずーっと付いて回る。血管が明らかに見えていれば、普通に結紮すれば良いし、ハーモニックとかリガシュアとかの最新機器が使えるなら、狙いを定めてシーリングすれば良い。だけど多くの場合は、なかなか狙いを定められないうっとうしい作業だ。普通はそんなに難しい手技じゃないけれど、細かいコツは多々ある。さっき述べたような最新機器の使い方は業者が一生懸命に説明（宣伝？）してくれると思うので、ここでは古典的な方法のコツを述べていく。

電気メスでの止血

新しいエネルギーデバイスの出現で影が薄くなってしまった電気メスだが、止血器具としての役割は健在である。脳外科などでは鑷子型の（jawが2つってこと）バイポーラを止血専用器具として用いることが多いが、一般外科ではモノポーラメスを切開と止血に使い分けている。損傷しやすい組織が近くにある術式では、切開のスイッチをロックしてしまい、凝固モードだけで切開を含めた全ての

操作を行うこともある。さらに新しい機器では、切開作用のない（放電のない）ソフト凝固モードを使えるものも普及している。

しかし、ＭＥ機器によほど興味がない限り、電気メスのモードを熟知している医者はまれだろう。かく言う私も正直言って、いつも自分が使っているモードを意図的に変更することはまずない。宝の持ち腐れにしないために、自分の病院で使っている装置で何ができるのかくらいは、把握しておいた方が良いだろう。

当たり前のことだが、どんなモードを使うにせよ、電気メスでの止血では所構わず焼きまくる絨毯爆撃はしないように。出血点を見定めてのピンポイント爆撃が鉄則だ。出血しているのが組織から飛び出している血管などでは、止血鑷子で摘み上げて凝固することが多い。その理由は、凝固のポイントが摘んだ組織に限局されること、器具が動いても凝固の部位が安定化できること、周囲を巻き込まないことなどだ（実は全部同じことの言い換えなのだが……）。

このことを考えれば、メス先端の一点を使うこと、メスを動かさないこと、周囲を焼かないように一瞬で勝負をつけることなどがきちんとできれば、止血鑷子を使わず電気メスのみで凝固も安全にできるってことだ。

考えることなしに「細かい止血＝止血鑷子の適応」って機械的に行動してはいけない。組織にある程度以上の硬さがあるときなどは、鑷子では摘みにくいし、摘むことでむしろ通電領域が広がってしまう場合も少なくない、硬い組織、埋もれた血管などでは止血鑷子の使用にこだわることなく、メス本体での止血の方が有効なことも少なくない。ただもちろん、メスの先端での

ピンポイント攻撃での凝固ができることが必要

条件だ。簡単に止血できる場合でも、出血点をピンポイントで探すという意識を普段からして練習していないと、結構難しい。

Z縫合

動脈性の出血、若干深い部位からの出血や、電気メスの凝固が危険と考えられる場合には、Z縫合をよく使う。血管が同定できて、ほぼ血管だけにZが掛かっている場合もまれにあるが、多くの場合はある程度周囲の組織も広くとって全体の圧を高めて中心を止血しようというやり方だ。例えば肝臓などの止血でよく使うし、私がよく使うのは膵臓上縁の細かい門脈の枝の止血である。

肝臓にしても膵臓周囲にしても、組織自体が脆いものなので、Z縫合の針を通すこと自体よりその糸の結紮が問題である。組織をゆっくりと締め付けていき、確実な止血が得られたら、それ以上締め付けることはしない。第2結紮で第1結紮まで締め付けてしまわないように、糸結びは（慣れないうちは）外科結紮が望ましいと考えている。「弱く縫いたいための外科結紮もある」の項（p81）を参照してほしい。

止血シートの類

正直、嫌いである。いや、止血シートが嫌いってんじゃなく、止血シートの出番になるような出血が嫌いってことだが……。こいつの出番になるのは、他の止血方法が困難な場合、すなわち出血点が1点に限局できない（面から出血している）、縫合するには周囲の組織が脆い、すぐ下に絶対に焼いたり針を刺したりしちゃいけない臓器があるといった場合だ。

とにかくシートをケチらずに使い、シートの上からガーゼなどでしっかり圧迫し、止まることを信じてじっくり待つより他はない。止まったかな?なんて確認しようとしてすぐにシートを外すと大概再出血する。焦らないこと。

余談だが、この手の製品でたまに、保険適用が「婦人科手術と泌尿器科手術のみ」なんてものがあったりするので、後から医事課に愚痴られないために注意しといた方が良い。

書けって言われりゃ症状詳記は書くけどさ、サージセル®は保険通るけど、タコシール®はダメなんて、普通の外科医は知らないって。製品採用するときに調べといてよ……ブツブツ……。


?

6-2

鉤の引っ張り方、引っ張られ方

鉤引きが手術をリードする!?

術野を展開するのに鉤で引っ張る。若手が必ずやらされる仕事である。鉤を引きながら(腕の力を抜くことなく)居眠りする器用な奴もときどきいるが。といっても、どうでもいい仕事ってわけでは決してない。術野展開の上手下手で手術のやりやすさは大きく変わってくる。鉤引き仕事を馬鹿にしてはいけない。

若手医師が執刀し、外科部長クラスが指導的第一助手、手術に慣れた中堅が第二助手で鉤を引いているって場面もときどきあるが、第二助手に綺麗に術野を展開してもらうと、若い術者はその中心を剥離したくなる。指導的第一助手も、術者の剥離し始めた場所に満足する。てなわけで、いつの間にやら鉤引きの第二助手が手術の手順をリードしている。こういうケースは実は少なくないし、鉤による展開の上手い助手がいると、術者も急に手術が上手くなった気になってくる。パウダースノーの北海道でスキーをすると、スキーが上達したように勘違いするってのと似たようなものだ。

実は、若手に自信を付けさせるために、さりげなく先に先にと適切な鉤引きをしてくれるパウダースノー型先輩も世の中には数多い。中には、鉤を引きながら鉤で剥離をやっちゃうっていう余計なお世話型先輩もいるけど。うん、これはいかに指導的第一助手がこっちを見てないときに、しっかり展開するために引き直してますってふりしてやるのがコツですよ。バレると「またお前は余計なことをしてー」って苦笑交じりで怒られるから。いや、その……あくまでも術者があまりにも遅いときだけしかやってないって！

私も研修医相手に助手をするときは、なるべく術者がやりやすいように術野を鉤で展開していた。その逆に、大学院生クラス（外科専門医資格に手が届くくらい、手術をこなしてきた連中）が執刀の場合、逆に敢えて自分からは位置を決めず、術者に鉤を引かせる場所を指示させるアイスバーン型先輩に豹変していた。ここで適切な指示が言えるか否かで、その外科医の実力（それまでの手術で、「先輩に言われるがまま」ではなく「自分で次の手順を考えながら」手術をしていたか）が大体分かるから。怖いねー。もちろん、自分がリーダーとして手術を構築するには、こういう「自分で考えて手術する力」は必須なんですよ。

若手医師の皆さんは自分が鉤を引く立場になったときは、常に半歩先の手術の手順を考え、指導医に言われる前に術野展開をするようにすること。もちろん、少々間違ったところを引いて「先走るな」って怒られる場面もあるはずだが、そんなことでめげて考えるのを止めてしまってはいけない。適切な展開ができるようになれば、どんなに小うるさい指導医でも文句は言わなくなる。

実は、

鉤引きが上手くなると、手術自体も上手くなる。

技術的なこともさることながら、「客観的に見て最も適切な場所を選択して操作する」ってことが手術では非常に大事だからだ。実際、内視鏡外科の世界ではこれと似た事実が、すなわち「カメラ持ち（よくスコピストって呼んでいるが、正式にはスコープオペレーターって呼ぶ）が上手いヤツは、術者をやらせても上手い」ってことが常識として広く認められている。逆に、自分よりさらに下手な…若い外科医が手術しているのを見てごらん。大概は1カ所の剥離を開始したらそこばっかり掘り進めて、結果的にわざわざ深くてやりにくいところでもがいているってのをしょっちゅう見るはずだから。

頭を使った鉤引き

少し話の内容は変わるが、頭を使った鉤引きをせねばならない典型的な例をひとつ挙げておこう。鼠径ヘルニアの手術のうち鼠径部切開法で、腹膜前腔（ざっくり言えば筋層と腹膜の間ってこと）を広く剥離展開して、できた空間にflat meshを挿入する術式がある。狭いヘルニア門からの広い深部操作なので、鉤引きの仕事が重要なのだが、初心者はとにかく術野の入り口であるヘルニア門を広げようとして鉤の本体を横に向けて引っ張る。するとどうなるか。本体から90°曲がった鉤の先は腹壁に対して縦に挿入されることになるので、先端が筋層を越えて腹膜に当たる。結果、筋層と腹膜の間のメッシュを入れたいところに鉤の先があって邪魔をしてしまう。じゃ、どうするのが良いか。皆さん

図6-1

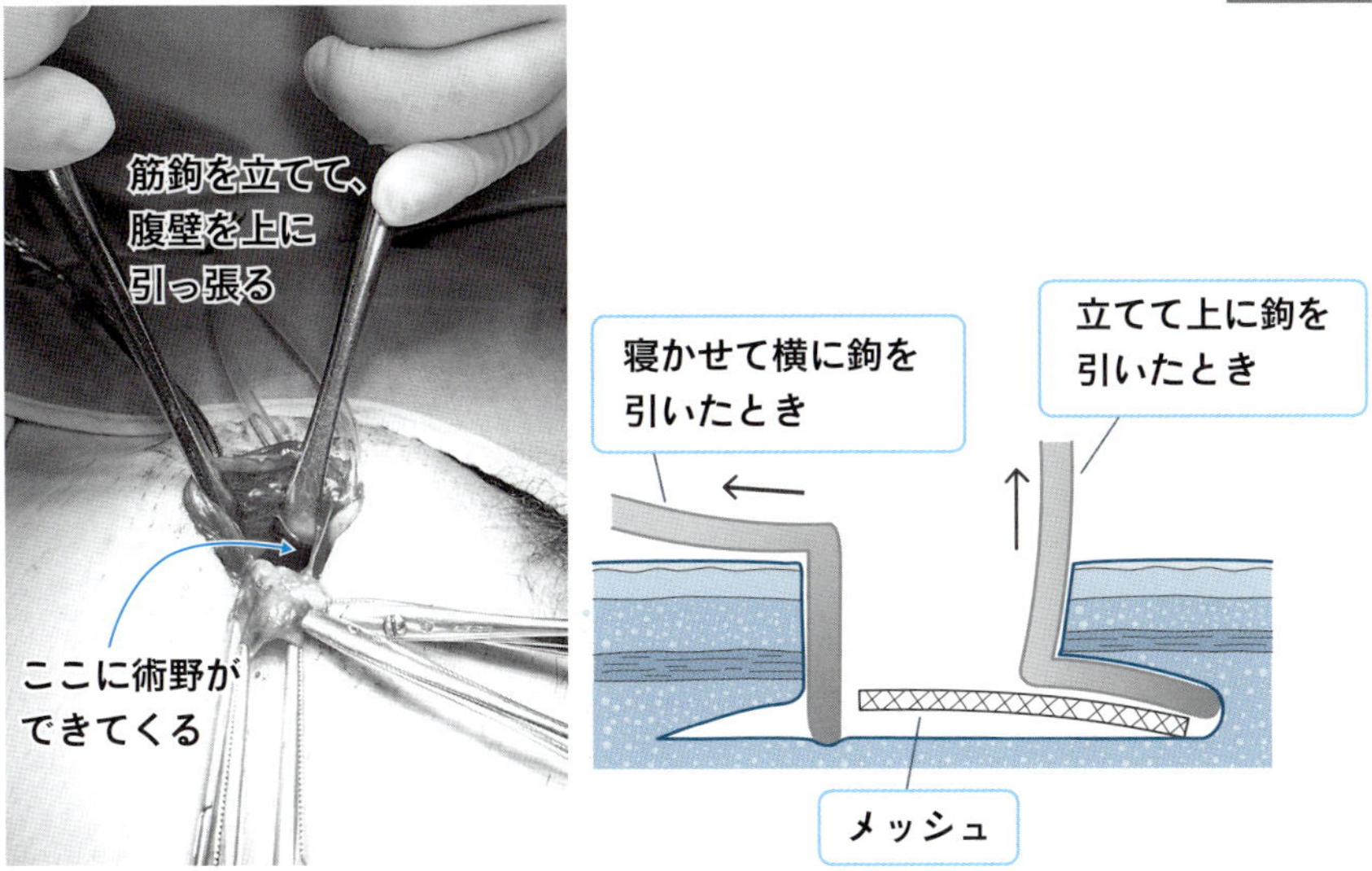

ちょっと理屈で考えてほしい。

そう、鉤を立てて、天井に向けて引っ張れば良い（**図6-1**）。筋層が持ち上がるので腹膜前腔が大きく開くし、何より鉤の先端が筋層の裏面に水平に張り付く形になるのでメッシュ展開の邪魔にならない。言われてみりゃ当たり前の事実なんだけど、こういう事実を

人に言われる前に自分で考えられるヤツは術者としても成功する。

? 6-3 洗浄と吸引管の使い方

腹腔洗浄はエビデンスがあるんだって

手術終了間際に腹腔を生食で洗う。

「水で洗う」って行為が手術手技に占める割合は実はかなりのものだ。もちろん、多くのものはきちんとしたエビデンスに基づいているのだが、これも患者の状態や創の状態に応じて個別化を行うべきものだ。

肝胆膵外科や、術中汚染が軽微ですんだ上部消化管手術の閉腹

前の腹腔洗浄なら、その主目的は出血の洗浄であり、止血の確認だ。それに対して、下部消化管手術の場合は、腹腔が腸内細菌で多少は汚染されているという目で洗浄を行う。特に問題なのは、下部消化管穿孔による汎発性腹膜炎の緊急手術のときだ。

消化管自体をどう手術すべきかは病態や担当医の判断でいろいろな方法が取られるが、どの術式だったにせよ、腹腔を多量の生食で洗浄するのは共通している。生食に少量の消毒薬や抗菌薬を混ぜたりすることも今でもあるそうだ。前者については最近のＣＤＣの報告で有意義とは認められないと判定されたそうだが、新しいエビデンスが出るたびに勧告の変更がなされている分野なので、今後また話が変わるかもしれない。

どっちにしても「多量の水で物理的に洗う」のが基本であることは間違いない。洗い方は……私が学生だった頃、外科実習中の同級生Ｓ君が

「腹腔洗浄はどのようにやるのですか？」

と教授に聞いたことがある。先生、真面目な顔でたった一言

「ジャブジャブ洗う」

と答えられたそうだ。教授はざっくばらんな性格で人気のあった先生なので、多少真意を計りかねるところはあるが、まあ、真面目に解釈すれば、「とにかく手を抜かず普通に洗え。特別なコツはない」ってことか。

実はこれが大変。

正確なことは覚えていないので、間違ってたらゴメンナサイだが、10Ｌの水で洗うと汎発性腹膜炎の術後生存率が改善したという報告（エビデンスってこと）があるそうだ。私は実際に時間を計っ

てみたことがあるんだが、１Ｌずつ10回の洗浄を真面目にやると、それだけで40分くらいかかった。汎発性腹膜炎の手術なんて、大概は夜中の緊急手術なんで、閉腹前は疲れきって眠気と戦っている。「どーして10Ｌでデータとったんだよー。５Ｌじゃダメなの〜」と、さっきの報告をした先生を逆恨みしながらジャブジャブ洗う。

洗浄と吸引のコツ

これはもともと私の先輩の福島教授の指摘だが、私も気になっているのは洗浄液の吸引方法についてだ。

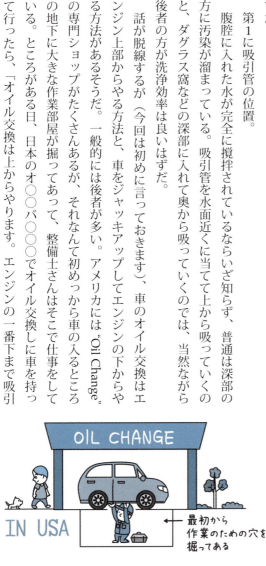

第１に吸引管の位置。

腹腔に入れた水が完全に撹拌されているならいざ知らず、普通は深部の方に汚染が溜まっている。吸引管を水面近くに当てて上から吸っていくのと、ダグラス窩などの深部に入れて奥から吸っていくのでは、当然ながら後者の方が洗浄効率は良いはずだ。

話が脱線するが（今回は初めに言っておきます）、車のオイル交換はエンジン上部からやる方法と、車をジャッキアップしてエンジンの下からやる方法があるそうだ。一般的には後者が多い。アメリカには“Oil Change”の専門ショップがたくさんあるが、それなんて初めっから車の入るところの地下に大きな作業部屋が掘ってあって、整備士さんはそこで仕事をしている。ところがある日、日本のオ○○バ○○○でオイル交換しに車を持って行ったら、「オイル交換は上からやります。エンジンの一番下まで吸引

管を入れて、上から洗浄用オイルで洗ってから交換しますので、エンジンがきれいになります」って誇らしげに書いてあった。腹腔洗浄もエンジンと一緒ってことだろう。奥の汚れをしっかり吸い取るようにすれば、自然に全体の汚れもきれいになる。

第２に吸引のタイミングと残量。

1,000 mL 入れてじっくり 999 mL 吸引して、次の 1,000 mL を入れれば、汚染濃度は 0.1％に減らせる。ところが 1,000 mL 入れて 900 mL 吸引したところで次の 1,000 mL を入れたら、汚染濃度は 10％にしか減らない。実に 100 倍の差である。高校の化学の実験で使った簡単な算数だ。何 mL 洗ったかより、何 mL 残したかの方がはるかに重要ってことだ。もちろん、１mL しか残さないなんてことは現実的には不可能だが、吸引管を入れっぱなしにして水を入れた先からどんどん吸引しちゃうようなやり方じゃダメってことは明らかだろう。

１L 入れて、洗って、

吸引管をなるべく奥に入れて可能な限り全量を吸引

してから、次の１Lを入れる。40 分かかるわけだ。

「こんだけ気を使ってやるんだから、５Lで勘弁してくれー」

って言いたくなってるのは私だけじゃないですよね。

6-4

ドレーンは赤字で当然である

マネーの赤字ですよ、中身が真っ赤ってことじゃないですよ。

No drain の手術が増えている。欧州静脈経腸栄養学会が中心となって提唱した enhanced recovery after surgery の考えが普及したこと、自動吻合器やエネルギーデバイスの普及に伴って縫合不全や術後出血のリスクが少なくなったと考えられていることなどが大きな理由である。もちろん、それは悪いことではない。ただし、外科手技の話とは違うのだが、その判断基準の考え方でちょっと気になっているものがある。

「ドレーンはむしろ逆行性感染のリスクがある」、「ドレーンは術後患者の体動促進の邪魔になる」、「no drain で腹腔内膿瘍が発生したら、CTガイドで穿刺排膿をすれば良い」といった主張である。排液をガーゼで受けているオープンドレーンの時代ならいざ知らず、現在のドレーンはほとんどがクローズドドレーンだ。よほど管理が悪くなければ逆行性感染なんて起こらないはずだ。さらに、昔のクローズドドレーンは大きな排液バッグをぶら下げていたが、最近は腹帯に挟めるような小型の陰圧バッグに繋ぐものが大半だ。これで体動がしにくくなっているとはとても思えない。小型の陰圧バッグでは受けきれないくらいの多量の排液がある症例だったら、そもそも no drain の対象にはならない。

ドレーンは生命保険である

読者の皆さんの多くは生命保険に入っているだろう。何？入っていない。じゃ、もっと分かりやすいところで、医師の読者の皆さんはほぼ全員、医師賠償責任保険に入っているだろう。
保険会社の社員は「加入者の払う保険料 −《マイナス》 加入者に払う保険金」で（正確に言えばその金を運用した資産でだが）生活をしている。つまり単純に平均すれば、保険に入るってことは保険会社の社員を養ってるってことで、平均すればそのぶん加入者は損してるってことになる。それでも保険に入るのは、平均して損しても構わないから、万一のときの保証が必要だってことだ。毎月の保険料なら払えるが、一度に多額の補填金は払えない。乱暴に言えば、保険の世界では
「1万円×100回払い ＜ 100万円×1回払い」
という不等式が成り立つってことだ。

私はドレーンはこの点で生命保険と同じだと考えている。統計的エビデンスに基づいた平均コスト計算をすれば、ドレーンを入れた方がコストはかかるので、ドレーンは入れるべきではないということになる手術が大半だろう。私も以前に比べればドレーンを入れる割合は減っている。しかし99％の手術で縫合不全なんて起こらないにしても、残りの1％でドレーンのあることが患者の命を救うことになるならば入れておきたい。ＣＴガイドで穿刺排膿をすれば良いという考えがあることを先ほど述べたが、実際やったことあるのかよと言いたくなる場合も少なくない。例えば幽門側胃切除の吻合部だったりすると、その前面近くには結腸があり背面には膵臓がある。ＣＴガイド穿刺なんてよほど大きな膿瘍でないと危険極まりない。
不要なドレーンをいつまでも入れといて、良いことがあるわけはない。それは全く正しい。しかし、平均コストが赤字だからというのは、ドレーンを含め外科治療方針を決める理由にはならない。保険会社が医療費を牛耳っている某超大国のやり方を、ただ鵜呑みにしちゃ日本の医療はできない。

第7章 点滴、注射、穿刺、ついでに麻酔

点滴とか、注射とかは外科系に限らず医師なら（っていうか看護師も）必ずやらねばならない手技だろう。理論ってほどのものではないにしろ、ちょっとだけ考えて行動した方が上手くいくよってポイントは多々ある。

7-1 駆血帯はどこに巻くかって考えたことある？

採血と点滴では巻く位置を変えよう

腕からの採血や点滴のときに駆血帯を巻く。当たり前だ。疑問なのは駆血帯をどこに巻くのかということ。

看護師さんが採血をやっているのを見ると、大概は上腕の下の方、つまり肘のちょっと上に巻いている。それは、採血に使う太い静脈が肘関節の屈側にあるからで、そのすぐ中枢側である肘のちょっと上を締めるのは理にかなっている。

では、点滴をするときはどうしているか。やっぱり上腕の下の方、つまり肘のちょっと上に巻いている。でも、点滴に使うまっすぐな静脈は肘関節のずっと末梢にあるので、そこから離れた中枢側である肘のちょっと上を締めるのは理にか

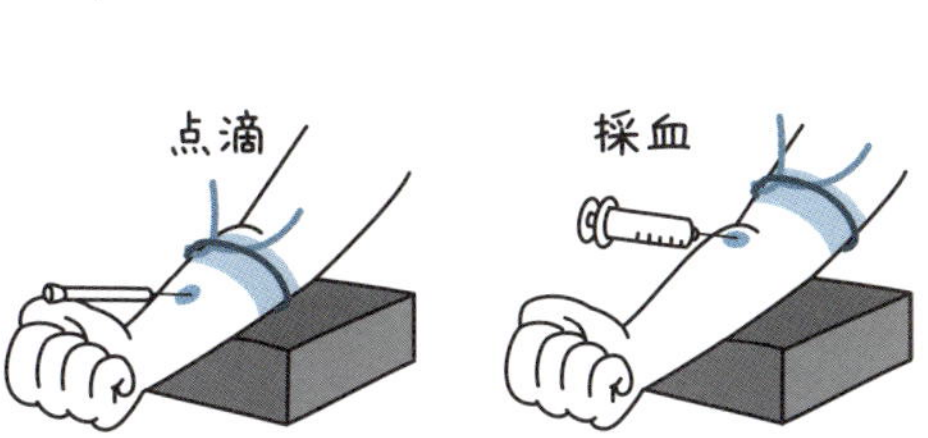

なっていない。点滴を

刺すところのすぐ上に巻く

（ほとんどの場合、肘関節の末梢側）のが一番理にかなっていると思うんだけど。

うちの看護師さんだけなのかなって思ったら、医学生に人気のあるとあるシリーズの教科書の写真でもやっぱり肘の上を締めていた。その教科書のそのページは点滴のやり方を図解で分かりやすく解説したもので（理論を振りかざさず、結果だけをストレートに伝えている。この本の正反対だ。初心者には取っ付きやすい。こりゃ売れるはずだ）、駆血帯を巻く位置なんていちいち話題にしちゃいない。確かに、多くの患者さんで駆血帯を巻く位置なんて問題にはならない。でもたまに遭遇する難関な人（血管が細い、皮膚が厚い、皮下の結合組織がなくて血管がコロコロ動く）では、こういうちょっとした理論的工夫が勝負を分けるんですよ（と、数多くの失敗を経験したから語れる）。

ついでに、静脈を拡張させる小技

静脈を拡張させるために手を握ってもらうことがよくある。筋肉の内圧を高めて表面の静脈に血液を集めるのだから理にかなっている。ただ、変に病院慣れした患者さんだと、駆血する前から力を入れちゃってることがある。駆血前は腕を下にして力を完全に抜いてもらい、駆血してから力を入れてもらうように。

あと、よく「親指を中にして握ってください」っていう人がいるんだけど、「親指を中に」ってどういう意味があるんだろうか？ 見つけるたびに聞いてみてるんだけど、きちんとした答えが帰ってきたためしがない。やってる人は皆さん疑問に思わないのかなー。

ついでにもうひとつ。

駆血帯を巻いても血管が出てこないとき、そのままさらに強く巻くことをときどき見るけど、あれはほとんど無意味。むしろいったん駆血を解いて（で前腕をなるべく下に置いて）10秒くらい待ってもう1回駆血し直すと、（血管拡張作用のある一酸化窒素でも分泌されるんだろうか）一気に血管が開くことが多い。お試しあれ。

？7-2 採血は針先じゃなく、針の根部を見ろ

刺入点を見ても針の深さは分からない

いや、「針の根部を見ろ」とは書きましたけど、もちろん針を刺す瞬間は針先を見るんですよ。ここで問題にしているのは、針を刺し終わって採血を始めたとき、それもほとんどの場合、トンボ針と真空採血管用ソケットを用いる方法ではなく、針に注射器を直接付けてプランジャーを引っ張って採血するときの話です。

針先が皮膚に刺さった後は、針先（刺した点）を見てても、針の深さは分からない。新人が採血するときしょっちゅうやっちゃうのが、いつの間にかだんだん針が浅くなってきて血液が引けなくなっちゃうってミスだ（なぜか、逆に静脈注射のときにだんだん針が深くなってきてってミスはあまり見かけない）。注射器の本体を持つ手を患者の腕にくっつけるなどのコツもあるが、私は視線の問題と意識の問題とがあるのではと考えている。

針を刺す瞬間に針先に意識を集中してそこを見るのは当然。指導なんかされなくったって、誰でも自然と目はそこにいく。これをしないで針を刺したらほとんど曲芸だろう。昔、大学病院の外科の忘

年会で二人羽織採血って芸をやった医局員3人組がいて、血管を見ないで触診だけで見事に採血したってのを見たこともあるけど（でも、針を抜く前に駆血帯を外すのを忘れそうになり、被検者役がパニクって爆笑になったっけ）。

図7-1

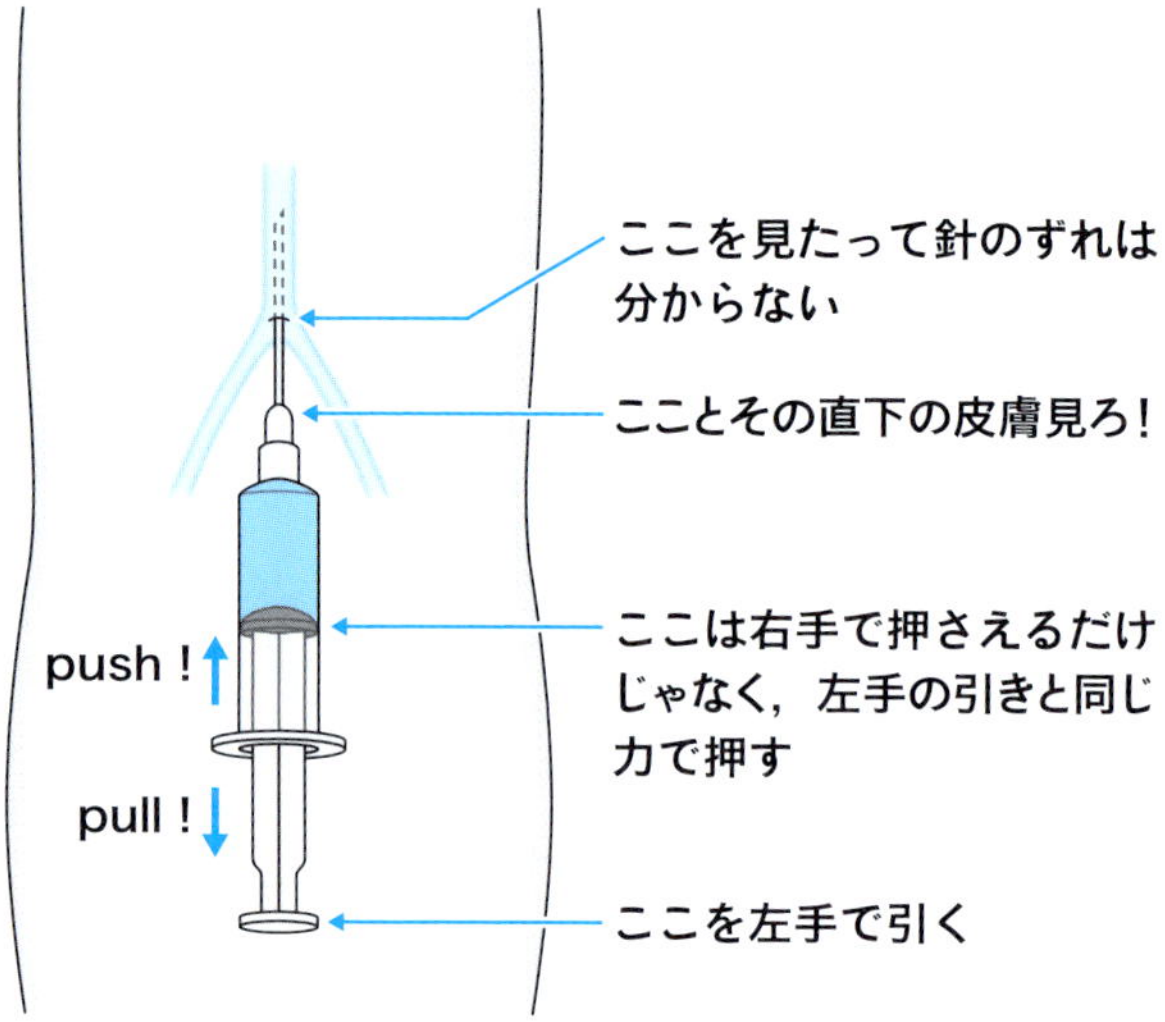

視線の問題と意識の問題

また脱線した。

第1に視線の問題、つまりどこを注視するかだが、引いても押しても注射器が動かないようにするには、注射器と皮膚それぞれのどこか1点ずつを同時に見て、その2点の距離が変わらないように注射器を押さえる手の力を調整すれば良い。まあ、理屈はややこしいけれど、実際には「押す」とか「調整する」とかいう意識はなくても、同時に2点を見ることができていれば、ほぼ自然に引手の力は調整できる（**図7-1**）。

じゃどこを見る？

それが針の根部だ。皮膚に刺さった針先は、もはや1本の棒なので針が動いても目には分からない。注射器本体では視線の移動が大き過ぎる。ということで、慣れた人の多くは無意識のうちに針の根部に神経を割いている。

第2に意識の問題だが、プランジャーを引くときは、当然針にも後ろに引っ張られる力が働く。だから指導の仕方としては、抜けてこな

いように「注射器を押さえる手を動かさない」という意識を教えるのではなく

「(プランジャーを引く手を引くのと同じ力で)**反対の手を押す**」

という意識を教えなければならない。

何かと似てません？ そう、糸結びの深部結紮［「指の押し込み」の項（p75）参照］のところで述べた

「押す力と引く力を同じにすることで、結紮糸には力が加わるが組織はちぎれない」

ってのと同じ理屈だ。

ここまで書けば分かるだろう。このトラブルも、やっぱり1点に集中し過ぎて周りを見ることができなくなっているという、新人にありがちな問題と、反対側の手に押す意識を持てという理論的に考えさせる指導の欠如が要因のひとつになっている。

大した問題ではないけれど、1点だけしか注意できないのは良くない。

7-3 勢いよく刺せ

なぜゆっくり刺すのかを考えてる？

針を刺すときに、慎重にゆっくり刺すという原則に異論を唱えるつもりはない。これは危険防止のために大切な考えだろう。肘静脈からの採血のときに正中神経を突き通したりしたらえらいことになりかねない。ただこれは、どこに何があるか分からないから、チビチビゆっくりやれってことだ。ゆっくりとやって神経に触ったような症状が出たら、直ちに撤退すれば大事になることはほとんどな

い。

逆に言えば、どこに何があるか分かっているときは、チビチビやることはないということだ。

穿刺の距離を意識せよ

例をいくつか出そう。

腹水貯留に対して除水のための穿刺をエコーガイドで行うことを考えてみよう。穿刺部位として、針の向かう方向に腸管がないことの確認は皆さん怠らないだろう。上下腹壁動静脈の走行部位から離れていることも大切である（胸腔穿刺なら肋間動脈のある肋骨の近くは避けるってのと同じことだ。ついでながら、肋間動静脈の本管は肋骨の下縁にあるが、支管は肋骨の上縁にもあるそうだ）。ここで質問である。

みなさん穿刺する腹壁の厚さは見ていますか？

これを見ていない人が意外と多い。局所麻酔を兼ねた試験穿刺のときは麻酔の注入もあるので、その意味でもゆっくりになるのは仕方ないとしても、本穿刺のときに針を1mmずつおっかなびっくり進めるのは意味がない。例えば、腹壁の厚さが2cmある腹壁水腫（**図7-2**）を穿刺するんだったら、針は2cmまでは絶対に水腫には届かない。それに、方向性をしっかり定めたら、ある程度の勢いを持ってエイっと刺さないと、皮下組織が伸びたりしてむしろなかなか上手く刺さらない。

もちろん勢い余って5cm刺しちゃうんじゃ本末転倒だが、前項の針の根部を

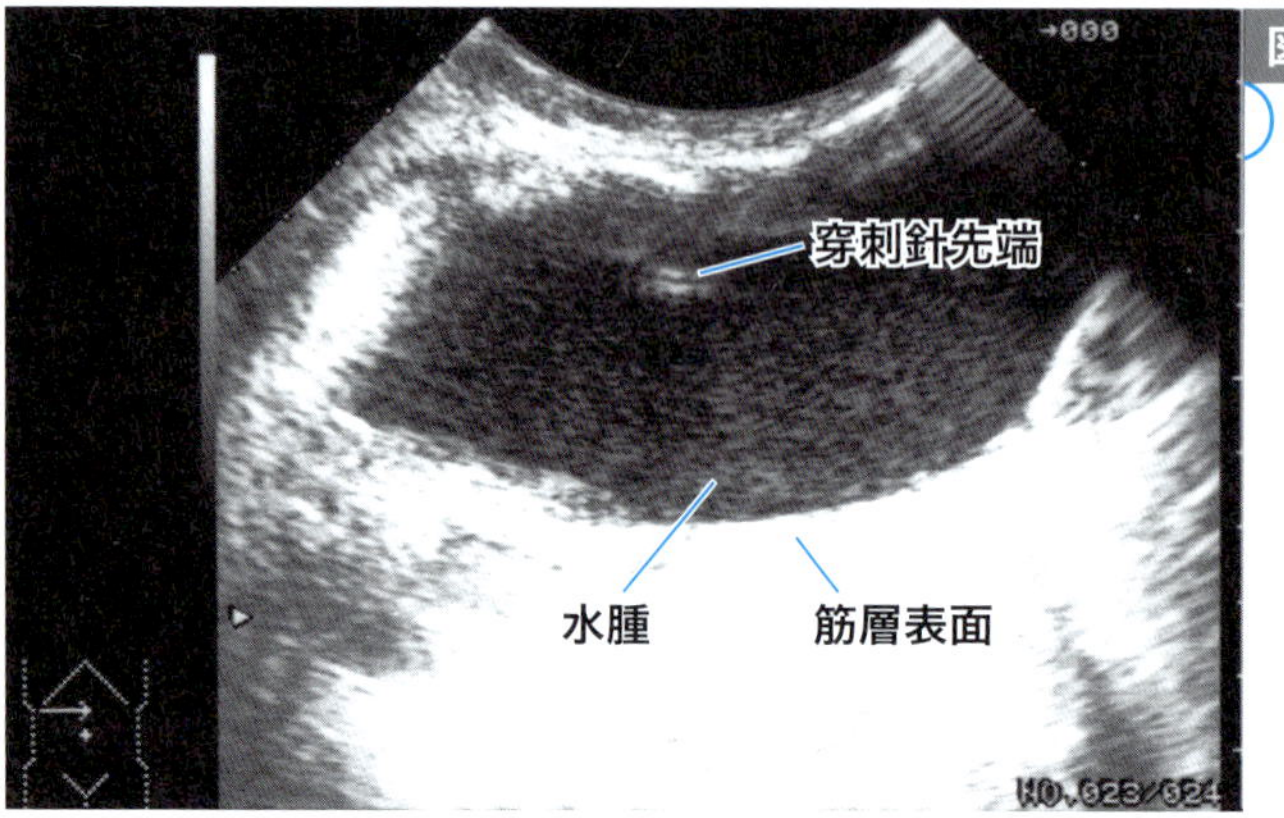

図7-2

見ろっていうのと同じで、針先だけじゃなくて、針のどこまで刺さったら針先が深さ3cmのところに写るのか（**図7-2**）を刺す前にしっかり想定して、そこでピタリと止めるという意識を持って臨まねばならない。

研修医の手技の第一関門である点滴のための静脈穿刺でも似た場合がある。高齢者で皮下の結合組織が弱っている患者などで、静脈はよく見えるのにそれがコロコロ動いてなかなか刺せない症例は少なくない。こういうときは、穿刺前に目測をし、自分の頭の中で「何mm刺す」と決め、そこまで一気に刺した方が上手くいくことが多い。

これは執刀側というより麻酔科の話だが、硬膜外麻酔や脊椎麻酔で脊椎の間に針を刺して脊髄の近くに到達させるときも同じことをよく見る。脊髄は脊椎の前後長の深さに針を刺してからでないと絶対に到達しないし、方向性に関しても、最初の刺入の段階で決めた方向にしか進まない。脊椎麻酔の穿刺針が棘突起間に2cmくらい刺さった後で向きを変えようとしている人をときどき見かけるが、そんなの無理だってことはすぐ分かるだろう。とにかく、この針は刺す前に刺入点と方向を決めたなら、ある程度

一気に刺さないとかえってずれてくる。

しかしこれも、刺すのがなんとなく怖いという意識があって、最初から最後まで1〜2mmくらいずつゆっくりゆっくり進め、結果的に最初に想定した方向から大幅にずれちゃうってことをよく見かける。

「勢いよく刺せ」というタイトルにしたが、その基本は、

ってことだ。

どこが危険でどこが安全なのかを知識と観察で理論的に判断する

7-4

伝達麻酔はカッコ良いけど……

止血なんてシンプルな方が良い！

指先の怪我をしたときに、指の根部を縛って「止血してきました」って患者さんをときどき見かける。でもほとんどの場合、縛り方が弱くて動脈が締まらず静脈だけ締めちゃってるので、指全体が膨れ上がって傷からはダラダラ出血が続いている。自分は30年外科をやっているが、この方法できちんと止血してきた患者さんはたったの2人しか見たことがない。そのうち1人は、タコ糸を何重にも巻いてがっちり縛って見事に止血していた（指が真っ白けになってた）。この方はボーイスカウトの指導者で、マムシに噛まれたときの対処法なども心得た方だった。さすがである。

じゃ、そうじゃない人をどう指導するのか。出血止まってないですよと現物の状況を自身の目で見てもらった上で、血圧計と駆血帯をヒントにして、

「静脈圧 ＜ 採血の駆血圧 ＜ 動脈圧 ＜ 血圧計の加圧時の圧」

の不等式を出して、半端な根部圧迫はかえって出血が増えるってことを理論で説明すると皆さん納得する。一見理論的でカッコ良い止血の仕方を生半可な知識で知っている人は、もっと理論的な数式で

攻めるとすぐ陥落するんだな、大概。

もちろん、こういう怪我では、単純に怪我したところを直接押さえるのが一番シンプルかつ有効な止血であることは言うまでもあるまい。さすがに、医師でこれをやってしまうのは見たことはないが、似たような例はある。

麻酔なんてシンプルな方が良い？

似たような例、それは伝達麻酔。

伝達麻酔。感覚神経の根部1点をピンポイントに麻酔することによって、その支配域全体を除痛できる。

……カッコ良い。

整形外科や麻酔科でこの手技に習熟した先生がやると見事である。麻酔の量は少ないし、術野が局所麻酔注射の跡で膨れ上がってくることもない。出血は大概タニケットで止めている。私は整形外科ではないが、鼠径ヘルニアの手術をよくやってきたので、腸骨下腹神経や腸骨鼠径神経のブロックを麻酔科によくやってもらっていた。術中のみならず、術後の痛みも軽減させる優れものだ。

じゃ一般の外科医がどういうときに伝達麻酔をやるかっていうと、これが大概また指先の怪我である。指の根部の両側にたっぷり麻酔を入れる。確かに創部が麻酔薬で膨れてくることはないが、その代わり麻酔薬で膨れると縫合の邪魔になる出血も止まってくるというメリットもない。使う麻酔の量は下手すると創部を局所麻酔したときよりも数倍多かったりする。先輩が若い頃に指の伝達麻酔でエフェドリン入りの局所麻酔薬を指の根部両側に使っちゃって、後で青くなって患者さんの自宅に電話した（幸いなんともなかったそうだが）なんて話も酒の肴で聞いたこともある。足の陥入爪なんか

（確かに足趾の麻酔注射自体は痛いけど）局所に2mLも入れりゃ完全に痛みはなくなるし、出血もコントロールしやすい。

もちろん、一般外科医が伝達麻酔をやっちゃいけないなんて主張するつもりは毛頭ない。さっきの指先の怪我だって、少量の伝達麻酔で指先の痛覚を鈍らせた上で局所麻酔をやれば、怪我したところの注射が痛くなくてすむし止血効果も期待できる。実際にそれを使いこなしてるベテランの外科医もたくさん見てきた。

ここで言いたいのは、手技とその理論はなるべくシンプルな方が良いし、仮に難しくて

カッコ良い手技を使いたいんなら、

しっかり知識と力（理論と技術）を身に付けろ、

本当にそれがベストな方法なのか考えろってことだ。

第8章　術後の創傷処置

栄養療法の進歩、耐性菌の蔓延とその対策の普及などに伴って、術後感染対策は自分が研修医だった頃とはまるっきり変わっている。創傷処置の方法はその最たるものだ。ただそれがゆえに、理由を考えずにやり方だけ変えて新しくしたつもりになって、トラブルを起こしてしまうケースも見受けられる。

8-1

「消毒しない」のはなぜなのかを考えなかった問題

keep wet の普及

創傷処置での消毒液の使用量が、昔に比べてめっきり減っている。

擦過傷などの創表面は、異物や生着することの期待できない血行不良組織（壊死していく組織）を綺麗に洗浄除去できれば、消毒の必要はなく、むしろ過剰な消毒は自己の正常細胞を傷害してしまうという知識が広まったからである。

それに伴って、正常細胞を活性化し成長因子系の成分を保持するために、処置後の創面をいわゆるkeep wet（moist wound healing）とするような被覆材で覆うということも一般化した。中央にガーゼを貼っていない絆創膏が普通の薬屋で売られるようになったのが、まさしく一般化の象徴だろう。

傷が3倍早く治りますという宣伝文句もあながち誇大広告ではない。

ただここに至るまではいろいろな問題があった。学会内での議論などもかなりのものだったと耳にしている。関連領域のガイドラインもいくつも出ているが、実はどこまでが正しいのかが分かっていないことも多い。以下に述べることは、細かい内容は事実と少々ずれているかもしれないし、これから新たなエビデンスが次々と出てきて、上記のガイドラインもどんどん改訂されていくことが予想される。あくまでも「『なぜなんだろう?』を考える外科」の材料のひとつとして読んでほしい。

keep wet の誤解

何年か前、「創を被覆材で覆う」というのが、いつの間にか、「覆った被覆材は剥がしてはいけない」と曲解されるという事態が起こったことがある。その結果、被覆材の下での創感染に気付かないという事例が相次ぎ、形成外科学会が注意勧告を行う事態に至った(全国紙の新聞の一面記事にまでなった)。中途半端な知識で処置を行ったからとか、創を観察するという基本的行為を怠ったからとか批判は相次いだが、私はもうひとつ要因があるのではと考えている。

○か×かしか考えられないマークシートテスト的ダメ発想

である。「創はガーゼで覆い、毎日消毒を行ってガーゼを交換する」という従来は○とされていた行為が批判されたことを受けて、ガーゼは×、消毒は×、毎日は×という短絡的発想に繋がり、いつの間にやら毎日観察するのもダメなんて変な考えが生まれたんじゃないだろうか。

まあ、考え過ぎかもしれないって自分でも思う。でもマークシートテストが普及し始めた1980年代、○か×かのデジタル発想しかできず、創造性に欠けた日本人が増えてしまうことを危惧する議論は散々聞いた覚えはある。そのせいとまでは言わないが、2018年の今まさしく、大学受験の方式が逆方向に大きく改訂されようとしている。

私はマークシートテストの元祖たる共通一次試験の第1回を受験した世代である（不思議なことに、なぜか第2回も受けることになったのだが……）。その世代が医学会の指導的立場になっているのがいささか怖い気もする。まあ、それこそ考え過ぎだとは思うけど。

?
8-2

keep wet には時代背景がある

今の日本だから keep wet ができる！

さて毎度毎度の問いかけだが、「じゃ、昔はなんで消毒薬とガーゼだったんだろう」って疑問が湧いてほしい。昔をちょっと振り返ってみよう。昔って言ってもゼンメルワイスまで戻らなくても良い。70年くらいで良い。

第2次世界大戦後の廃墟の昭和20年代、消毒を象徴する風景といえば、子供の頭に湧いたシラミにDDTをぶっかけて駆除しているシーンがある。「DDTって農薬じゃないか！なんて非人道的な！」って怒る人もいるかもしれないが、それ以前に、子供の頭にゃシラミが湧いてるのが普通って時代だったことに注意してほしい。

復興の昭和30年代、子供と言えば鼻水垂らしてるのが普通だったそうだ。

高度成長の昭和40年代、鼻垂れ小僧はいなくなったが、冬になったら手にアカギレができたものだった。私はこの世代だ。毎年冬になると指の関節伸側にアカギレができて痛かった。その一方で、当時読んでいた赤塚不二夫氏の漫画に出てきた鼻垂れ小僧を「汚いなー、こんなやつ今いないのに」

なんて子供ながらに感じていた記憶もある。

じゃ今は？ シラミどころかアカギレなんてものも、見たことすらないって子供ばっかり。ついでに子供の虫歯も激減している。

日本と日本人の衛生環境、栄養状態が改善

日本と日本人の衛生環境、栄養状態が改善しているんですよね。栄養が良くなると免疫能もパラレルに改善する。本来は免疫能の指標であるはずの「血中リンパ球数」が、栄養状態の指標として使われてるってことを考えれば理解しやすいだろう。

象徴的なことだが、何しろ最近は水道水の消毒に塩素じゃなくてオゾンなんてものが使われるようになって、清潔と味が両立されるようになってきている。そういう時代の変化があってこそ、消毒薬とガーゼドレナージから（水道水での）洗浄と被覆材に変われたんだと思う。

昔のやり方が間違っていたのではなく、時代の流れで環境が変わってきたんだ。

平均的日本人だから keep wet ができる？

換言すれば、21世紀の今だって衛生環境や栄養状態の非常に悪い患者に対して、画一的に「洗浄と被覆材」しちゃいけない可能性が高いってことだ。

念のために付け加えますが、「洗浄と被覆材」はダメだなんて否定するつもりは毛頭ありませんよ。結果論かもしれないが、洗浄と被覆材の導入は「環境が変わったのだから、それを考慮して従来の消毒法を変えていった」という、状況に応じた理論的判断がなされているんだから、むしろ本書の趣旨に合っているくらいである。

大切なのは、消毒に限らず医療の処置の方法は、「このやり方を教わったから」とか、「専門医の間で流行ってるから」とか、さらには敢えて言えば、「ガイドラインにこう書いてあるから」とかいった理由だけで決めるんじゃなく、創などの状態、患者の栄養状態、免疫能、周りの衛生環境なども考えて

個々に方法を決めなきゃいけない

ってことです。しつこいようだが、他人の言ってること、教科書に書いてあることを鵜呑みにするんじゃなくて、自分でよく見る、自分でよく考える、これが基本中の基本。

蛇足かもしれないがひとつ追記する。

オープンドレーンの先端は消毒液で拭こう。逆行感染防止の対策にはなるはずだ。生体じゃないんだから、ここを生食で拭くなんてナンセンス以外の何者でもない。

8-3

その創洗浄、いつまでするの？

何のために創洗浄をするのか

擦過傷などの創を（消毒薬じゃなくて）水で洗う。

「感染のもととなる異物や細菌を除去しつつ、創面の自己の細胞を損傷しないために、消毒液じゃなく水で洗う」

うんうん、素晴らしい治療だ。でもちょっと待ってくださいよ。「成長因子系の成分を保持するた

めに、処置後の創面は keep wet とする」んでしょ。洗っちゃったらマクロファージも多核白血球も成長因子も流れ出しちゃうんじゃない？

そう、何でもかんでも洗えば良いってもんじゃないはずだ。ところが、例えば曜日交代で外科外来の診療をやっていて、怪我をして通院している患者さんの順番がくると、何にも言わなくても看護師さん（こちらは曜日で変わることなく、ほとんどの病院で毎日同じ人が担当している）が生食のバイアルの封を切って用意している。で、私が被覆材を外して創をじーっと見る。

「もう洗浄はいらないでしょう」

「えー、でも毎日洗ってますよ」

「何を洗うの？」

「細菌とか壊死組織とか」

「（あー、この人ちゃんと勉強してるなー）だってこの傷見て。感染もしてないし、壊死してるものなんかないじゃん」

「でもー……」

と、この医者大丈夫なんだろうかって眼でコッチを見る。気まずい気まずい。

昨日と同じことをやるだけだったら、医者はいらない

看護師さんが悪いわけじゃない。はっきり言って悪いのは昨日までの医者だ。初診の医師が汚染された創を洗浄するのは当然だろう。ただそれが延々1週間も2週間も続いていて、誰もやり方を変えようとしない。何のための医者の目なんだって言いたくなる。

下手すると、洗ってるんだけどよく見ると創内に砂粒が入ったまま、なんてこともあったりする。

もちろんそのときは、

「生食はいいから、先の細い眼科用鑷子出して！（昨日の医者は何見てたんだよー……）」

ってことになる。さすがに砂粒を摘まみ取ると看護師さんも、

「あら！（この医者よく見てるじゃん）」

って評価が変わる。

これに関するガイドラインの類を読んでみても、いつ洗浄を止めるかって明確な基準はない。当たり前だ。数字で表せるものじゃないから。創の状態、栄養状態、年齢、果てはサボらないでちゃんと病院に通える人か。これらを

全部ひっくるめて、そのときの担当医が判断

せねばならない。結構難しいけど、結論をダラダラ先送りしてちゃ医者はいらないでしょ。

8-4

外科感染症の防止道具：ディスポ手袋とかシュアプラグとか

ＭＲＳＡやＭＲＡＢなどによる院内感染症が社会問題になることが今でもときどきあることや、いわゆる外科感染症に関する知識が広まったことで、病棟で使う外科的処置の道具もずいぶん変わってきている。

手袋使用を習慣付けておけ

ディスポ手袋と擦り込み式手指消毒薬はその最たるものだろう。創を扱うなどの外科的処置をする

ときにこれらを使うことは、もはや常識になっていると言って良いだろう。若い医師や看護師の間では。これが私のようなロートルにはできない。習慣ができていないのでついつい忘れてしまうというのが一番の理由だ。私も（実は外科感染症学会認定の外科周術期感染管理医資格を持ってる人だが）介助の若い看護師さんに手袋の箱を出されて、慌てて手袋をはめるなんてことが、しょっちゅうだ。すみません、これは素直に反省してます。

ただ、なかにはどうにもならんこともある。

点滴の針刺しである。

手術用のぴったりした手袋なら良いのだが、指がぴったり合わないディスポ手袋だと、どうにも血管が上手く触れられないし、留置針の内筒から外筒を滑り出させることができない。血管の太い人ならなんとでもなるけど、毎週化学療法をやってて腕が点滴の穴だらけなんて人はとてもとても……そんなに点滴が下手なつもりはないんだけど。てなわけで、手指消毒薬だけ手に掛けて、手袋は省略させていただいている。もちろん個人差はあるだろうが、こういうのは

若いときにマスターしておかないとダメ

だなーと痛感してる次第です。皆さんの周りにもディスポ手袋を使わない（あるいは使えない）ロート…ベテランの先生はいくらでもいるだろう。それを真似るんじゃなくて、そうならないために若いうちから手袋をはめて何でもできるように練習してください。

良い器具でも仕組みを理解してなきゃ意味ない

話はガラッと変わるが、もうひとつ気になっているもの。シュアプラグの扱いである。

血流感染防止策、特にＣＶＣラインの扱い（挿入の方法、被覆材交換のタイミングなどなど）についてはそれこそ、国際的ガイドラインから院内内規まで、がっちり決められていることが多いようだ。その関連器具で最近登場したものがシュアプラグである。メーカーによる差異はあるが、ルートを外した状態で蓋が閉まるので感染予防に有用というのがウリである。血流感染の中でも３方活栓へのルートの抜き差し時はリスクが高いとされているので、シュアプラグが普及していることは望ましいことだと思う。

ただ、その扱い方で？？？な場面をときどき見かける。せっかくシュアプラグを用意しているのに、３方活栓からの側管静注をして後からプラグをはめてるとか、プラグから静注してるのは良いんだけど、注射器のはめ方が甘くて途中で抜けちゃってるとか（蓋がある分、奥までしっかりはめないと抜ける）である。見掛けるたびに注意しているんだけど……。

中でも一番気になっているのは、点滴ルートにせよ、注射器にせよ、シュアプラグの上流に接続するときにプラグの蓋のところの消毒をしないというのをときどき見かけることだ。もし蓋に菌が付着していれば、当然ルート内に押し込むことになるので、感染の危険この上ない。「シュアプラグは感染に強い（だから消毒はいらない）」という概念だけを鵜

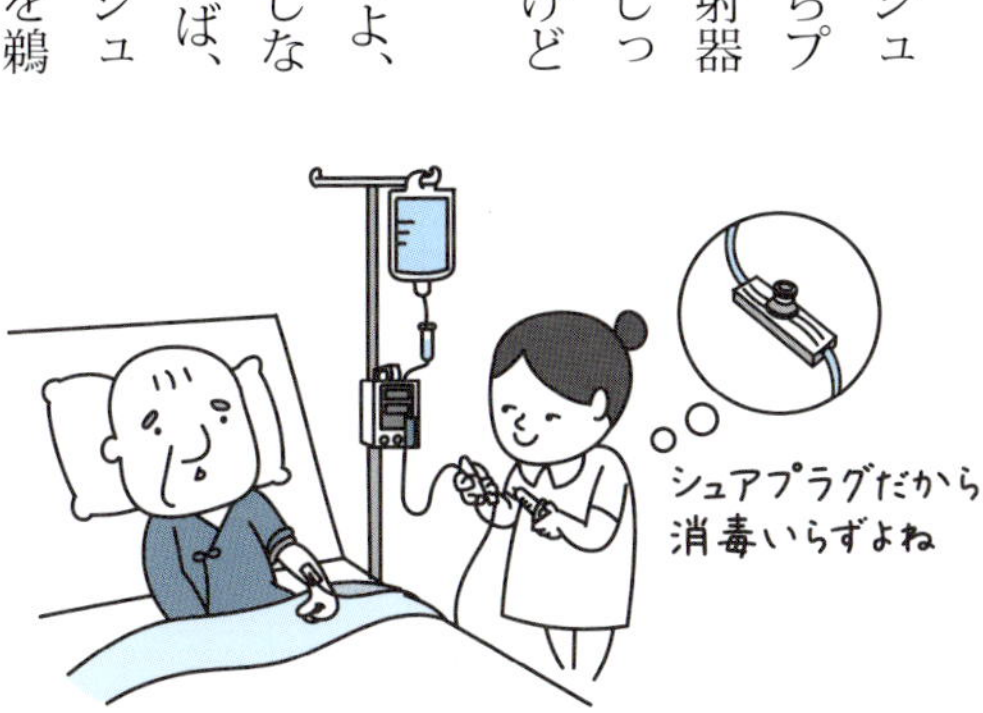
シュアプラグだから
消毒いらずよね

呑みにして、なぜ感染に強いのかというしようとしていない結果であろう。もしこれが全国のあちこちで行われてるんだとしたら、そのうち、厚生労働省から注意喚起の黄紙が出るんじゃないだろうか。

メカニズムを理解

新しい器具が普及するのは良いことだ。ただそれを使う側がメカニズムを理解し、良い意味で批判的な目を持って使わないと逆効果になりかねない。

?8-5 テープの下でドレーンが動く

粘着テープは引っ張るな

創やドレーンの固定方法は病院による（というか特に大病院では病棟による）差が大きい。病棟による差が大きいということは取りも直さず、看護師さんの決定権が大きいということで、医師の意見はなかなか通らないのだが……。

ときどきヒヤヒヤさせられるのが、ドレーン（閉鎖式ドレーンと排液バッグを繋ぐ長い部分）の皮膚固定である。テープを貼るときに大体の人はテープをピンと伸ばして貼るだろう。土台となるテープを皮膚に貼るときは良い。皮膚は平らだから、平らに伸ばしたテープと皮膚は密着する。ただし、伸縮性のあるテープを強く伸ばして貼ると、テープが縮もうとする力が皮膚を横に引っ張ることとなり、テープかぶれの原因にもなるという問題もあるので、やみくもに引っ張りゃ良いってもんじゃないけど。

問題はドレーンを土台のテープに貼るときだ。皮膚の上にドレーンが載っているのだから、当然平らではない。なのにテープを平らに伸ばして貼ったらどうなるか。理屈で考えれば簡単だ。テープの粘着面とドレーンのくっついているところは、ドレーンの一番高いところだけになってしまう。むしろ、テープは伸ばさずに弛めて貼り、

テープがドレーンの全周に巻き付く

ようにしないと、しっかりとした固定にはならない。ちょっと考えりゃすぐ分かることなのに、なぜか皆さん一生懸命にテープを引っ張って、粘着面を減らす努力をしている。

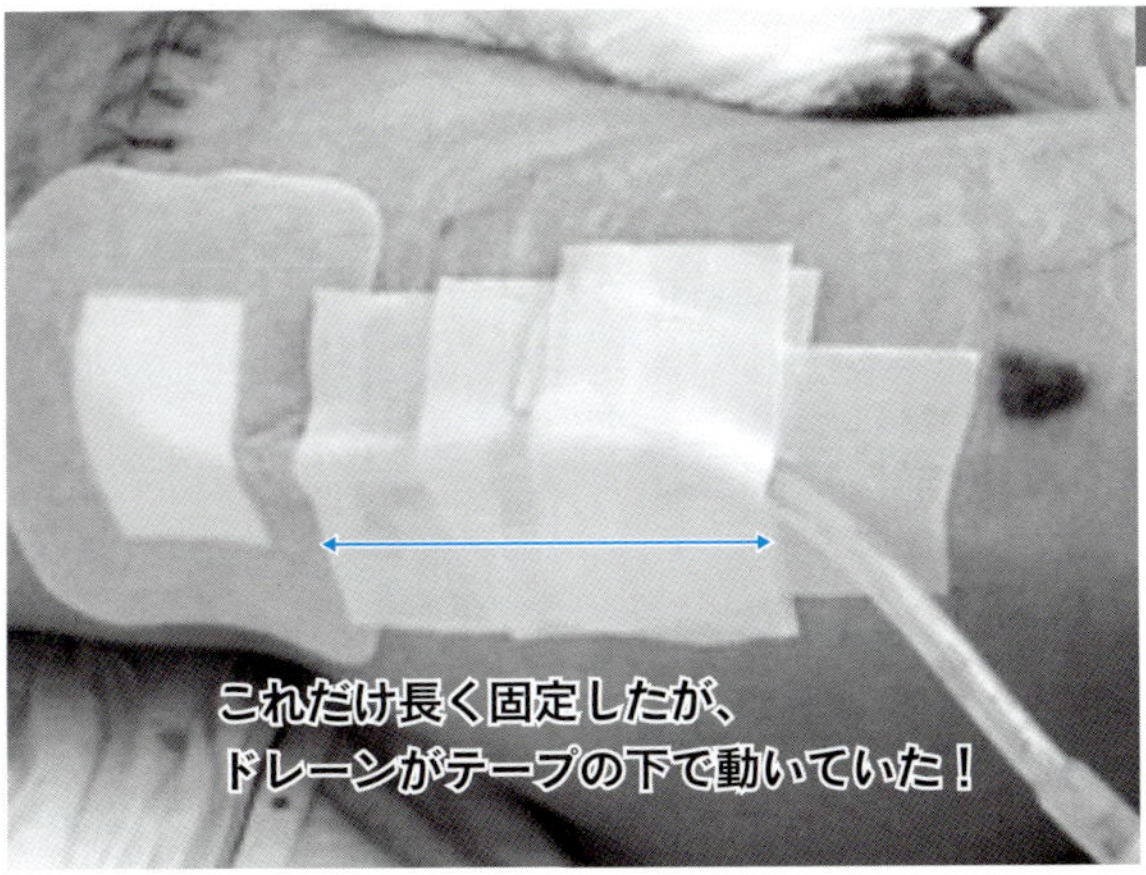

これだけ長く固定したが、
ドレーンがテープの下で動いていた！

図8-1

シリコンチューブはよく動く

特に、ビニール製の延長チューブではなく、長いシリコンドレーン本体を固定するときがやばい。これも考えてみれば分かることだが、シリコンは組織反応性が弱い、つまり周囲の組織とくっつきにくいからこそ、ドレーンの素材として頻用されているんだ（腹腔内で周りとくっついちゃったら困る）。組織とくっつきにくいってことは、粘着テープともくっつきにくい、というか実際はいったんくっついても、ちょっとした力ですぐに動いてしまうってことなので、なおさら要注意である（**図8-1**）。

一度くっついても2～3日経つと、テープと皮膚、テープとテープはガッチリくっついているのに、テープの下でドレーンがスカスカ動いてるなんてこと

はざらにある。これでドレーンが抜けちゃうんならまだマシだ。オープンドレーンが体内に入っちゃったりしたら、再手術なんてえらいことになる。見るだけじゃなく、触って動かしてみて毎日確認すること。

8-6

抜鉤器がない……

スキンステイプラーも悪くないですよ

最近はどの教科書を見ても、創をきれいに治す方法として、真皮縫合が勧められている。そのとき汚い創の見本として出されるのは、大概は昔ながらの糸が体表に出る普通の縫合だ。創が治っていくのに伴って、体外の糸が皮膚に食い込んで、創の縦線に対して何本も横線を作ってしまうのだから当然といえば当然だろう。

それに対して、スキンステイプラーってやつもある。要は人間用のホッチキスだ。最初にこれを使い出したときは、こんなものできれいにくっつくのかなーって思っていたが、思いの他きれいにくっついたし、横線も残らないので今も重宝している。

いやそのー、真皮縫合が良いってのは分かっているけど、数時間の手術後で疲れきってるときに真皮縫合なんかやる気になれないってのも本音です。

抜鉤器は作れる！

さて、これは昔スキンステイプラーがまだまだ一般に普及していなかったときの話である。

当時、週に1回だけ行っていた外勤病院で、一般外科外来をやっていた。8月の末のある日、診療

図8-2

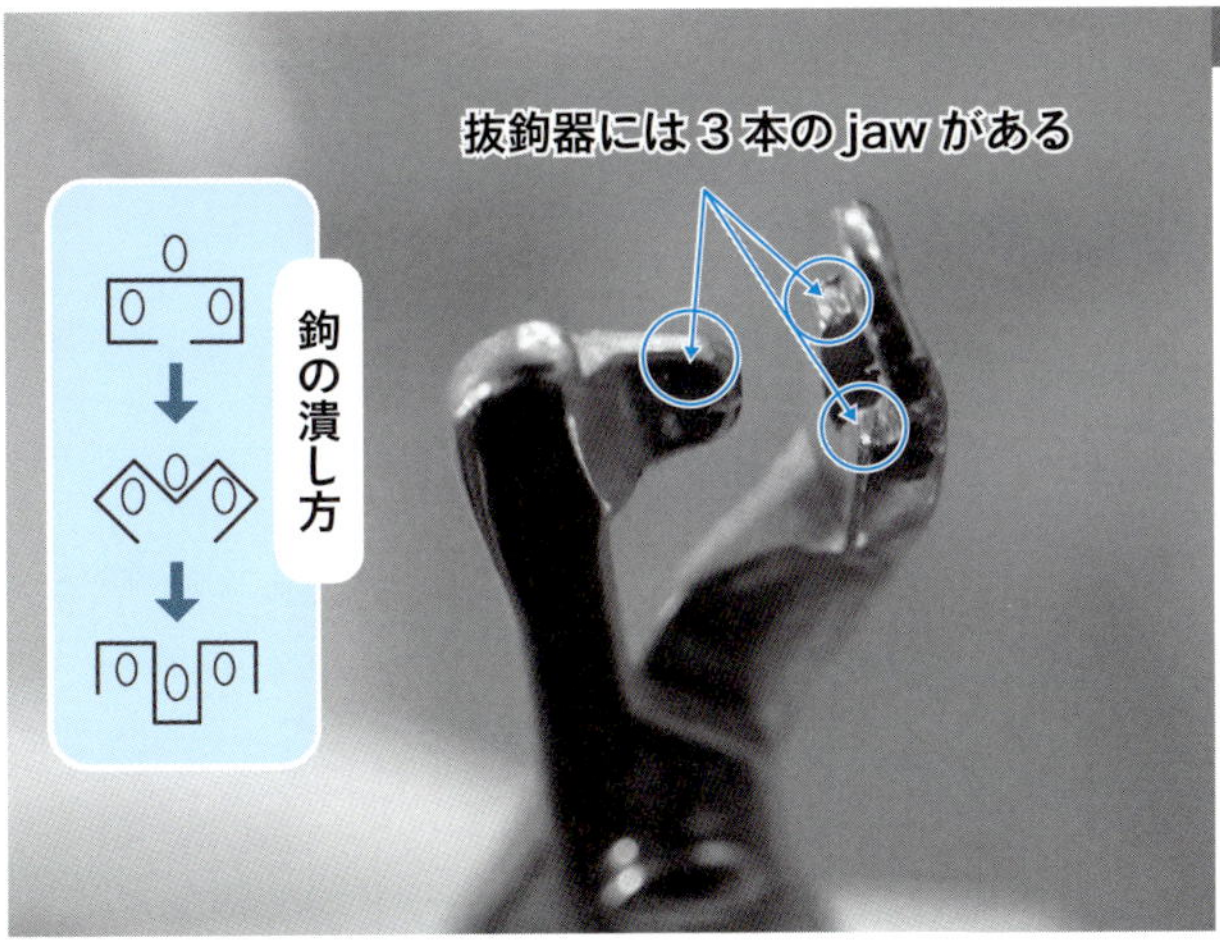

情報提供書を持った子供の患者さんが、親御さんとともに来院した。情報提供書によると、夏休みで田舎に帰省中、河原で転んで頭部を切ったので縫合処置をしたから、帰京後の創処置をお願いしたいとのことだった。はいはい分かりました、もう1週間経ってますから抜糸ですねーなんて感じで頭部を見たら、糸じゃなくてスキンステイプラーで止めてある。

「抜鉤器出してー」

「バッコーキって、何ですか？」

「……」

そう言われて考えてみると、その病院でスキンステイプラー自体を使ったことなかった。でも患者さんはもう横になってるし、親御さんは「痛くないからねー」なんて子供をなだめてる。

さあ困った。

抜鉤器の構造は知っていた。先端に3本のjawが付いていて、それぞれが上下上と動くことによって、鉤をM字型に歪め、皮下に水平方向に伸びている鉤の先端を皮膚に垂直な方向に90°変形させ、そのまま引っ張れば抜けるって仕組みだ（**図8-2**）。

3本のjaw…普通のペアンとかの手術道具は2本のjawだから、そのままじゃ代用にはならない。じゃ、2つ使って4本のjawにすればいけるんじゃない？ 内心冷や汗ものだったが、さも初めから分かっていたようなフリで、

「じゃ、モスキートペアン2本出して」

モスキート鉗子2本を両手で使って鉤を掴み、抜鉤器と同じように同時にそれぞれ内側反対方向に90°回転させて、鉤をM字型に変形させることに成功。無事に抜鉤ができた。良かった〜。

抜鉤器を作らせる？

このエピソード、実は結構示唆に富むところがあった。

抜鉤なんてやつは学生の実習項目には入ってこないが、それ以降「抜鉤器を使わずにスキンステイプラーの針（鉤）をきれいに取れ」というのを時間の許す限りやらせることにした。それも、競い合わせるのではなく、なるべく大勢でワイワイガヤガヤやれと。

観察と理屈で正解を導く。

抜鉤器の構造を観察して、3本のjawがあるのだから2本の器具を使えば良いってのが最も理屈に合った発想法である。ただ実際のところ、これを理論的に導き出すのは学生には結構難しい。何よりも抜鉤器の先端構造を見たときに、3本という発想はなかなか湧いてこない。

一点に集中し過ぎない。

つまり片手ではなく両手を使う。この発想は出てほしい。先に述べたいろんな例でも分かるかと思うが、

1点に問題があるとそこだけに集中し過ぎて、周りのヒントに目がいかない

というのが初心者の悪い癖である。ここで利き手だけじゃなく、もう一方の手にも目がいくようにな

れば発想はぐんと広がる。

皆で考える。

1人で悩むと頭の中が堂々巡りになって、いつまで経っても発想の転換ができない。大勢の考え方に触れて自分も考えることは、医師になってからも役に立つ。何よりもその方が面白いので自然と熱心になるし、記憶に残りやすい。

で、正解が出た後に、これは私が臨床の現場で実際に経験したことだよと語ると、ワイワイガヤガヤだった学生が途端に静まり返って真剣に聞いてくれる。

これ、学生教育だけじゃなく自己教育にも結構使えますよ。例えば、第2章で述べた縦溝の話（p37）とかは、まさしく自分で「観察と理屈で正解を」導いた結果ですヨ。

第9章 外科系の診察手技

診察手技で外科系に特化したものなんて、本来ないはずだ。だが、やはり内科より外科医の方が得意というものはあるし、なぜか外科医が担当しているってものもある。現在の勤務先では乳腺の触診が外科の担当だ。乳腺なんて女医さんの多い内科が（実際、今の勤務先の内科医の過半数が女医さんである）担当した方が患者さんも気持ちが楽だろうにって思うのだが、なかなかそうもいかないようだ。なわけで、診察手技のことも書いておこう。

9-1 パンペリを作るな

外科で当直をしていたある夜中のこと。しばらく前まで外科をローテーションしていて、そのときは内科の当直をしていた研修医のC君からコールがあった。

「先生、救急外来に25歳男性のパンペリ（汎発性腹膜炎）が来てますんで診てください！」

「……ん、行きます（やれやれ、この時間から緊急オペかよ……）」

救急外来に行ったら、待ちかねたようにC君いわく、

「外科病棟の受け入れはオッケーです！手術室も麻酔科もすぐ対応できるそうです！」

「ん。そこまで手配してあるんだ、準備良いね。さすが（オペ室が使用中なのでN大病院に転送し

ますってわけにはいかなくなったか……)」

正直、足が重くなりながらC君とともに、その若い男性患者さんのところに行く。

「本日の夕食後から嘔吐と下痢を伴った腹痛があって、救急車呼んだそうです。腹痛は下腹部全体で、広範な圧痛があります！」

って言いながら、C君患者さんの腹をぐいぐい押し始めた。患者さんはギャーと言わんばかりに顔をしかめている。

「ちょっと待って、まず私にも診させてくれ」

で、まずは患者さんと会話を始める。

「医者が入れ替わり立ち替わりですみませんねー。あー、夕食前は大丈夫だったんですね？」

「ええ、食べてしばらくしたら吐き気があって、夜中くらいから下痢が始まって……」

「うんうん。で、そのとき痛みは？」

なーんて話しながら、何気な～く、OSCEテストで言うところの「浅い触診」をやっちゃう。McBurney点もささっと確認する。

「今、話しながらお腹押してましたけど、痛かったですか～？」

「えっ？いや、触られてるのは分かりましたけど……」

「は～い。一晩点滴した方が良さそうですね。でも、手術ってことはなさそうなので、とりあえず安心してください」

で、診察終了。

あっ、緊急CTも撮ってあるの。そりゃ感心感心。じゃ、画像を一緒に見ようか。うーん、腸管

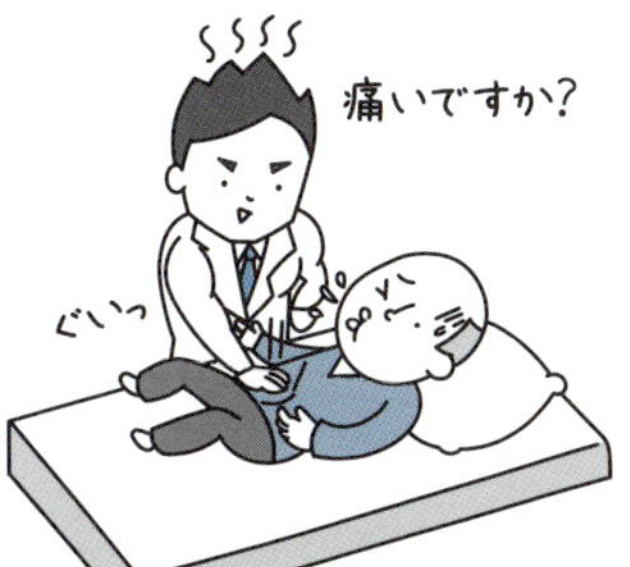

は全体にエデマッてるけど、アッペもＧＢもpancも異常なしだね。腹水もfree airもないと。

「先生、オペ適じゃないですか？」

「ないよ。圧痛も反跳痛もなかったじゃん」

「せめて外科に入院とかは」

「オペじゃないんだから外科じゃない」

「えー、でもオペ室にも連絡しちゃったしー」

「一言ゴメンって言えばすむよ。大丈夫、オペ室は研修医の空振りには慣れてるから」

原因菌とかの詳細は分からんが急性腸炎。患者さんは、救急部のベッドで一晩点滴を受けて過ごし、翌朝には症状も軽快し、抗菌薬と整腸薬をもらって帰っていった。


救急外来では特に若い研修医とかは張り切っちゃう。もちろんそれ自体は悪いことじゃない。でも、どうしても力が入るし、所見の深読みが多くなる。こういう、「パンペリを作っちゃう」現場に何度出くわしたことか。

あっ、念のために付け加えときますけど、Ｃ君のやった検査や関係各部署との連絡は、初期対応として素晴らしいものだったというのも紛れもない事実ですよ。

考える外科っていう趣旨とはちょっと違うけれど、

緊急性を要する現場でこそ、ちょっと立ち止まって冷静に

なる、良い意味で「お気楽」になるってことができないと、「また、○○先生が一人で突っ走っちゃってー」って、救急部やオペ室の看護師さんに嫌われることになりかねませんよ。

ん？ 最後のところが妙に実感のある言い方だけどって？ そりゃ、私にも若かったときはあるんでー、あのときの暴走の後は、オペ室当直だったD看護婦さん（昔の言い方だな～懐かしいな～元気かな～）にずーっと頭が上がんなくって……。

みんなこういう経験積んで、ふてぶてしくなっていくんだよ！

9-2

マンマの触診は分からん

乳腺は犬みたいである

人間の体ってやつは個人差がある。太ってる人、痩せてる人。皮膚が硬くて伸びない人、ルフィってアダ名付けたくなるくらいよく伸びる人。その差自体も臓器や組織によって、差の大きいものもあれば小さいものもある。当然ながら、その差によって診察のしやすさしにくさは大きく違ってくる。人によって意見は分かれると思うが、自分の経験でその違いを最も顕著に感じるのは、マンマつまり乳腺の触診をするときだ。

乳腺は体表にある。だから触診が診断に占める割合が高いのは確かだ。また、乳腺疾患のうち内科で扱うものは非常に少ない。婦人科的なものは別として、乳線疾患は癌を初めに外科が扱う疾患の中で占める割合が多い。そんな理由からか、外科医である私は今の病院に限らず、いろんな病院や検診の現場で乳腺の触診を任せられることが比較的多かった。

その際いつも感じていたのだが、まー、個人差の大きいこと。単純に大きさだけでも、大きい人と小さい人では10倍くらいの差があるんじゃないかって気がする（乳房の大きさじゃない。その中の乳腺実質の大きさである）。それに加えて、扁平か球体に近いか、柔らかいか硬いか、表面がツルツルかザラザラか果てはデコボコかといった差もある。

　で、それだけ差があるのに、これが全部正常な乳腺ですときたもんだ(乳腺症なんてどっちつかずの便利な病名を付けるときもあるけど)。病変を見つけにくい臓器ってのは数あるが、正常のバリエーションがここまで広いのは乳腺だけだろう。乳腺は例えて言えば犬みたいなものだ。猫は種類こそ多いけど、基本的にはほぼ同じ大きさで似通った顔をしている。犬は種類によって大きさも顔つきもバラバラ。人間の子供が、チワワとセントバーナードを同じ動物って認識できるってことは、実はすごい能力だ。言うなれば、乳腺の診察はこれと同じ能力を要求されるってことなのかもしれない。

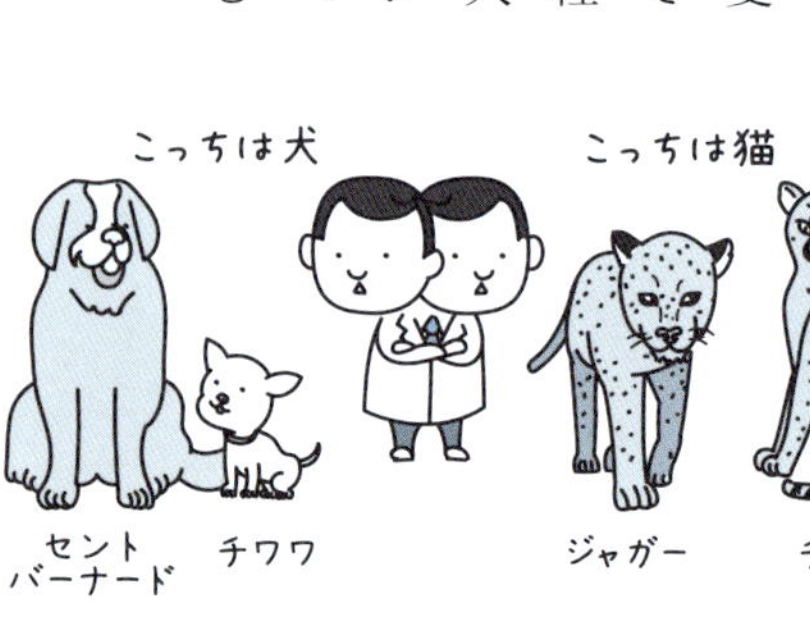

こっちは犬
こっちは猫
セントバーナード
チワワ
ジャガー
チーター

じゃそれにどう対応するのか？

　もちろん、症例数をこなして指の感覚を研ぎ澄ますってのが理想であることは間違いない。マンモグラフィやエコーの力を借りるのも良いだろう。もっとも、検診マンモグラフィ読影医師認定制度なんてものがあることで分かるが、読影自体も難しいのだが。

　私の場合は、分かりにくい人には「あなたの乳腺は凹凸が強いので、小さな癌があっても分かりませんよ」と

正直に言ってしまう。

　このやり方は、下手をすると患者との信頼関係を損ねる危険もあり、正直の上に余計な字が2文字

付くという説もあるのだが、それに加えて、

「だからこそ、自己触診をやって、自分の手のひらに覚えさせてくださいね」

と付け加えているし、「検診のときは画像診断も受けましょう」とも言っている。それでいかほどの効果があるのかは分からない。なんとも歯切れの悪い言い方だが、これが正直なところだ。

? 9-3 直腸肛門診：やりたくない、やられたくない

嫌な診察こそ明るくやろう

直腸肛門診の検診も外科がやることが多い。たまに直腸癌が見つかることもあるので有意義なのは分かるが、検診で見つかる疾患はほとんどが内痔核だ。腫瘍やポリープなら正常組織とは別の組織ができてくるわけだが、痔核ってやつは（非常に大雑把に言えば）単なるうっ血であり、どこまでが正常でどこからが異常なのかの線引きが難しい。検診に来るような中高年ともなると、多かれ少なかれ肛門のうっ血はあるので、線引きを厳しくすれば、ほぼ全員「軽度内痔核、経過観察」になっちゃうくらいだ。またかよって気になってくる。


正直言って、やりたい手技じゃないし、患者さん側から見ても、やられたくない診察法のトップクラスに入るだろう。経験のある患者さんが、

「あれをやられるのは嫌ですねー」

って言ったときは、

「ええ。やる方も嫌ですよ。『何が悲しゅうて人の尻の穴に指つっこまにゃならんのだ～』って、正直なところ思いますけど、診断のためにゃ仕方ありません。はい、やりますよー」

って明るくしゃべってからやることにしている。さらに、（さすがにこれは男性患者のときに限定しているが）診察中に患者さんが、

「気持ち悪いですねー」

って言ったときは、

「ええ。これで『気持ち良いです』って言われたら困ります……。とにかくしっかり診ますよ！」

とこれも明るくしゃべる。あともうひとつ、看護師さんが患者さんに

「力を抜いてくださいねー」

って言ったときには、

「いや、この状態で『力抜け』ってのは無理でしょ」

ってツッコミを入れることもよくやる。

一歩間違うと、あの医者大丈夫かーなんて言われかねない発言だが、これをなるべく明るく言う（シャレの通じる患者さんには、逆にわざと真面目くさった口調で言うっていう方法もある）と、患者さんの余分な力が抜けて診察しやすくなる。

信頼を保つのに大事なのは、診察後すぐに検査結果を真面目にていねいに説明することだ。

「正常」は難しい

さて、話は違うがこれは私がまだ医者になって半年経たない頃、大学の研修医をしていたときの直腸肛門診の話である。

今はどうか知らないが、当時の大学病院では、患者さんが入院してくると、すでに診断や治療方針

が確定していても、研修医は患者の全身理学所見を取ることになっており、それには肛門診も含まれていた。私がある女性患者さんの入院時検査を一人で（当時、国立大学病院の研修医っていったら病棟カースト制度の最下層シュードラであり、看護師さんなんかついちゃくれません。それに、女性の診察を男性医師一人ですることが問題だなんて考えすらもなかった時代です）ボソボソと取っていき、最後に肛門指診をしたところ……ン？　直腸深部に何か硬いものが触れる。この人は大腸癌の診断で入院したんじゃないんだけど……。肛門鏡に切り替えて、視診して見ると……ン？　何もないぞ。きっと病変を見落としてるに違いない。

武器はないのか！　武器は！

患者さんにタオルケットだけ掛けて、急いで機材室に走り、ロマノスコープなんぞを持ち出す。一人で使ったことなんかなかったけど、確かチューベンの先生はこうやって組み立ててた。

こいつ、動くぞ！

ってんで改めて直腸の奥まで視診。……やっぱり何も見えない。何でー？　またタオルケットを掛けて医師勤務室に走り、医局に電話し（何しろモバイルなんかなかった時代）、オーベンに連絡。すみません、触診では確かに何か硬結があるんですけど視診では何だかわからなくて……で、オーベンの先生に改めて診察していただく。

「大丈夫、何もないよ」

「えっ。じゃ何を触れてたんでしょう……」

「何にも触れなかったけどなー。あ〜ひょっとして子宮？」

「あっ……」

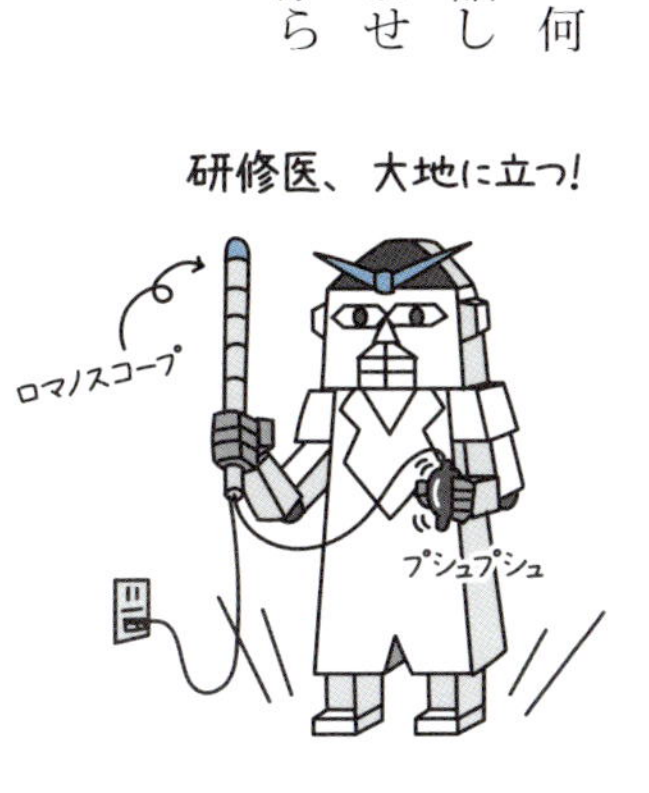

「あの硬さは正常の子宮の硬さだから。じゃ後よろしくねー」

患者さんが本当に良い人で、大変ていねいに見ていただきましたなんて言葉を（皮肉でもなんでもなく）いただいたんですけど、どっと疲れた。それ以降、

一見異常に見えるけど、実は正常ってものに注意

するようになりましたよ。

この話とは触れてるものも違うし、自分の立場も全然違うけど、一般の患者さんが自分で自分のお腹（上腹部正中）を触って「異常に硬いものができてるんですけど、癌じゃないでしょうか」って青い顔して受診してくるのを、あのあと何度も診た。

読者の皆さんは分かるでしょう。胸骨剣状突起です。こういうときは私のお腹を触ってもらって（私の剣状突起、触りやすいんです）安心していただいた上で、

「これを癌だと勘違いする人は多いんですよねー。中学生のころ、畑正憲さんの『ムツゴロウの動物王国』シリーズの本で似た話を読んだことがありますよ」

ってにこやかに対応してますよ。自分の昔のことを思い出すと、患者さんの心配は決して馬鹿にはできないんで……。

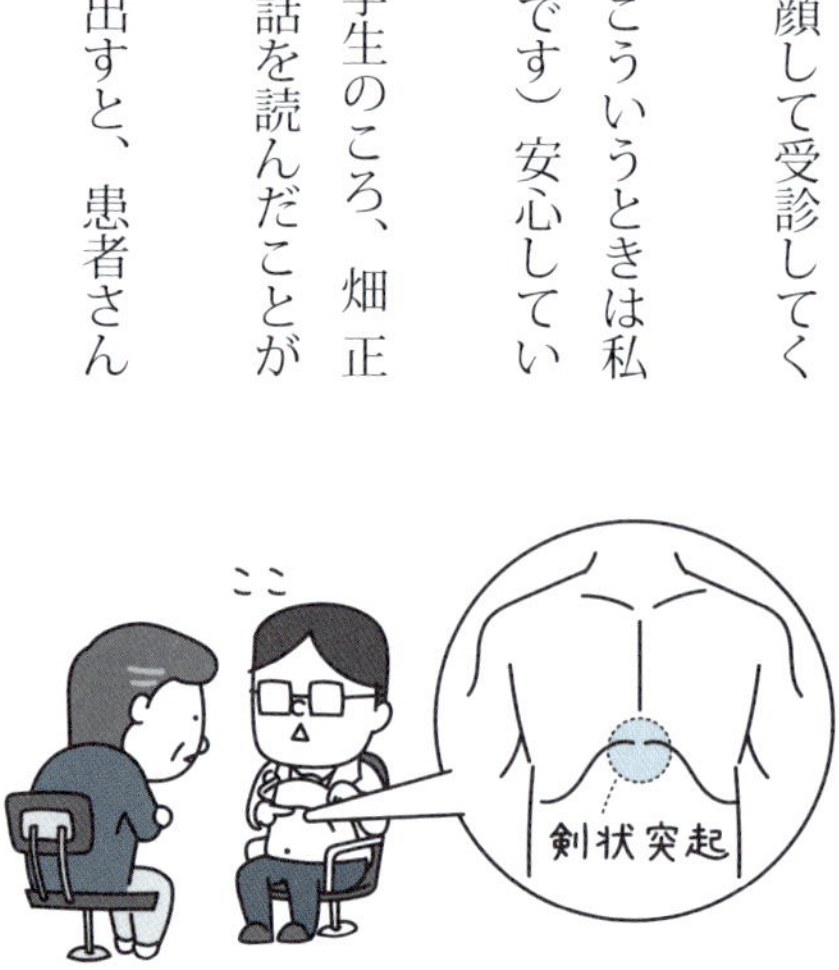

あっ、でもロマノスコープって武器の使い方はこれで覚えたんだっけ。

余談ですので、さらっと読み飛ばしてください

全然別の余談だが……本当にしょーもない余談だが……私もまだまだ若かった25年くらい前の話です。

あの〜、某病院で30歳チョイの女性患者さんの肛門診をすることがあって〜、若い女性の看護師さんに診察台の反対側に立ってもらって、患者さんの体を前から抱えてもらって、あ〜、もちろん左側臥位で、で普通に肛門に（確実に肛門に）示指入れて、あっ、妙に全周性の線維化が強くって、かなり慢性的に裂肛繰り返してるなって印象があったのも覚えてるんだけど……。とにかく、指入れた途端にその〜、なんとも言えない声を患者さんが出し始めて〜、いや、たぶん単に痛がってただけに違いないとは思うんですけど、その表現方法がなんともはや……。隣の診察ブースとの間はカーテン1枚しかないんで気が気じゃなかったんだけど、黙ってってって言うのもなんか逆に変に思われる気がして〜、そのまま何にも聞こえないふりして最後まで診察はしたんだけど〜、その声も最後まで出っ放しで、結構大きな声で〜、患者さんの体を支えていた若い看護師さんも固まっちゃって〜、患者さんは普通に上品な美人女性だったんだけど……。

診察終わって何よりも真っ先に、「女性の看護師さんが一緒にいてくれてよかった〜」って思いながら、看護師さんのすぐ後ろから離れないようにそのブースを出た。隣のブースに誰もいなかったのを見てホッとした。

その約20年後、もう完全にオッサンになってた頃。

別の病院で夜間診療をしていたときに、肛門出血があるという女子高生がやってきた。小規模診療

所でありそのときは私と、男性看護師（その診療所の看護部長！もちろんこっちもオッサン！）の2人で診療をしていた。2人ともヤバイって認識は一致したんだけど、でどうしようって感じで互いに見合わせちゃって……。仕方ないんで受付まで走って、女性の事務員さん連れてきて体を支えるのを手伝ってもらうって体で立ち会ってもらった。患者さんには「いやー、肛門出血だから、そこを診ないと話にならないんだけど、やっぱ男だけの閉鎖空間で診るわけにはいかないんですよねー」と本当のことを語った。患者さんは「へー、そうなんだ」ってニコニコしてくれてたし、別になんの問題もなく診察は終わった（単なる便秘での裂肛！）けれど、自分の頭の中は20年前のアノ声が思い出されて仕方なかった。

……こんなエピソードを本に書いちゃって良いんだろうか。でも、男性医師諸君、女性の診察のときは最悪どんな職種でも良いから（事務員さんってのは本当に最悪の場合だけですよ）、

女性医療職員に立ち会ってもらう

ことを忘れずに！！肛門診だけじゃないよ、乳腺とか鼠径部とかもだよ。内科とかに比べて、外科・婦人科・泌尿器科の診察はこの類のモノが多いから十分気をつけるように！

女性医師諸君は……そういう意味（どういう意味だって自分でツッコミたくなる）では問題になる危険はまずないでしょうけど、例えば若い男性の鼠径ヘルニアの診察とかで患者さん側の体が困ったことになっちゃう、なんてことはときどきあるそうだ。

どう対処したら良いですかって？私も分かりません！先輩の女医さんに聞いてください！

9-4

正常エコーを見ておけ

エコーは動画を見られるところが優れもの

エコーを聴診器代わりに使う時代が来ると言われ始めて久しい。何のＣＭだったかどうにも思い出せないのだが、最近よく目にするあるテレビＣＭで、災害現場にポータブルエコーを持ち込んで、病院にいる医師が遠隔診療を行っているシーンがある。

ＣＭは架空の話だろうが、普通の医療現場であっても、多くの病院、特に外科系領域で、ポータブルエコーを外来診察室に持ち込んでちょっとエコーで確認してみる、あるいはエコー画像を見てもらいながら患者さんに説明するってことが、日常的に行われるようになってきた。私もよく使っている。気楽に使うので、診療コストを取るのをついつい忘れちゃうことも多く、そのたび医事課に怒られているんですが……。

エコーの良いところのひとつは、リアルタイムに動画が見られるってことだ。例えば、腹壁を通して小腸を見ると、腹壁は動かないが小腸は動いているので患者さんにも分かりやすく、説明のときに重宝する。鼠径ヘルニアの有無の診断や、内容物の鑑別などにも役に立つとされている。

エコーは動画を見たことないと冷や汗もの

かなり前の話だが、片側の鼠径ヘルニア（理学所見でほぼ明らかだった）の患者さんに病気について説明しようとしたときに、「そうだ、エコー使って説明すれば分かりやすいじゃん」って思い付き、やってみたことがあった。ヘルニアのある鼠径部の画像を出しながら腹圧を掛けていただき、

「ほら、ここがグイって動いたでしょ。お腹の中の脂肪がヘルニアの穴を通って飛び出してるんですよ」

なんて説明。「ちなみに反対側は」って正常側にプローブを当てて力を入れてもらったところ、あれ？こっちも動いてる、でも理学的にはヘルニアはないよ。「ちょっと待ってくださいよ」ってんで2～3分で終わらせるつもりのエコーが終わらなくなってしまった。患者さんも不安げに画像と私の顔を交互に見ている。結果的には単なる腹壁筋肉の動きであり、ヘルニアではなかったから良いようなものの、額に変な汗が出てくるし、気まずい気まずい……。

それまで正常な腹筋の動きってやつを、まじまじと見たことなかったんですね。考えてみれば、全くの健常者のエコー画像、それも動画ってやつは、心臓は別として、意外と見てないかもしれない。これから臨床医にとっては本当に聴診器よりエコーって時代になる。自分のでも同僚のでも良いから、一度しっかり、特に

動画は正常画像を見ておくように。

余談だが、最近は医学生のCBTなどの全国統一試験がネットを通してパソコンの端末で出題・回答させることが増えている。これを使えば動画の問題も容易に作れる。私はことあるごとに、学生に「そのうち絶対、国試でも動画が出題されるから、実習とかでチャンスがあったらそのつもりで見ておけよ」と言っていた。この本が出版される頃には現実になってるかもしれない。

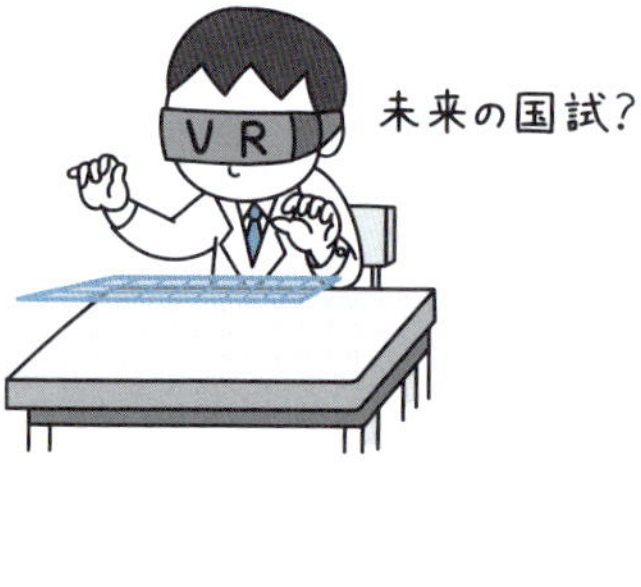

第10章 医学用語ってやつは……

さて。ちょっと手技の話から離れて、臨床の現場で出会った用語（言葉）の問題をいくつか紹介させていただく。「あっ、こいつネタが尽きたな」って思ったあなた、鋭い……。

でも実は、ここで書く「言葉」の話はいずれも、私が長年ずーっと問題あるなと思い、いずれは世に出さねばと思っていたものばかりなんですよ。

10-1 内鼠径輪と内鼠径ヘルニアの「内」は違う

手術室で出すクイズ

若手外科医が初めてやる鼠径ヘルニアの手術中に必ず出すクイズがある。

「『内鼠径ヘルニア（Japanese Hernia Society 分類 type Ⅱ）』の『内』と、『内鼠径輪』の『内』の違いって分かる？」

ってやつだ。

大体半分の人はナンノコッチャって感じで、頭も手もフリーズしてしまうので論外。残りの半分とは大概こんな感じの会話になる。

「内鼠径ヘルニアとはHesselbach三角をヘルニア門とする鼠径ヘルニアで、内鼠径輪は外鼠径ヘルニアのヘルニア門です」

「うん、それは合ってるよ。ただ、聞きたいのは内鼠径ヘルニアと外鼠径ヘルニアの違いじゃなくて、『内』って一文字のニュアンスの違いなんだけど」

「え、あっ？ Hesselbach 三角が……」

「そんな難しい解剖の話はしてないって。じゃ聞き直すけど、『内外』っていうからには一番内側のところと一番外側のところがあるはずだよね。そこはどこ？」

「えーと、下腹壁動脈が……」

「だから〜、難しい話じゃないって！（どうしてこいつら若いくせにこんなに頭が固いんだ!!）」

比較用語は基準を把握しろ

内外鼠径ヘルニア、内外鼠径輪は言葉がややこしいので多くの学生がとにかく、頭ごなしに覚えようとする。ちょっと立ち止まって「そもそも『内』ってなんだろう」って考えれば簡単に理解できるのに。

素直に考えれば、生体で「内側ってのは深いところ、外側ってのは浅いところ」ってことだ。つまり、心臓とか大動脈とかの位置が最も内側で、皮膚が最も外側だ。内外鼠径輪の定義はこれに則っている。その証拠にそれぞれ深鼠径輪、浅鼠径輪って別名を持ってる。

じゃ内外鼠径ヘルニアはどうだろう。深さという点では、両方ともヘルニア嚢は腹膜の深さから始まり、大きなものではその先端は皮下に達する。つまり深さを基準にしたら区別が付かない。ヘルニア嚢の先端の位置も同じ。違いはというとヘルニア門の位置だが、深さは同じ……この辺まで述べれば分かる人も多いだろう。内外鼠径ヘルニアの内外は深さじゃなくて「内側ってのは正中線に近いと

図10-1

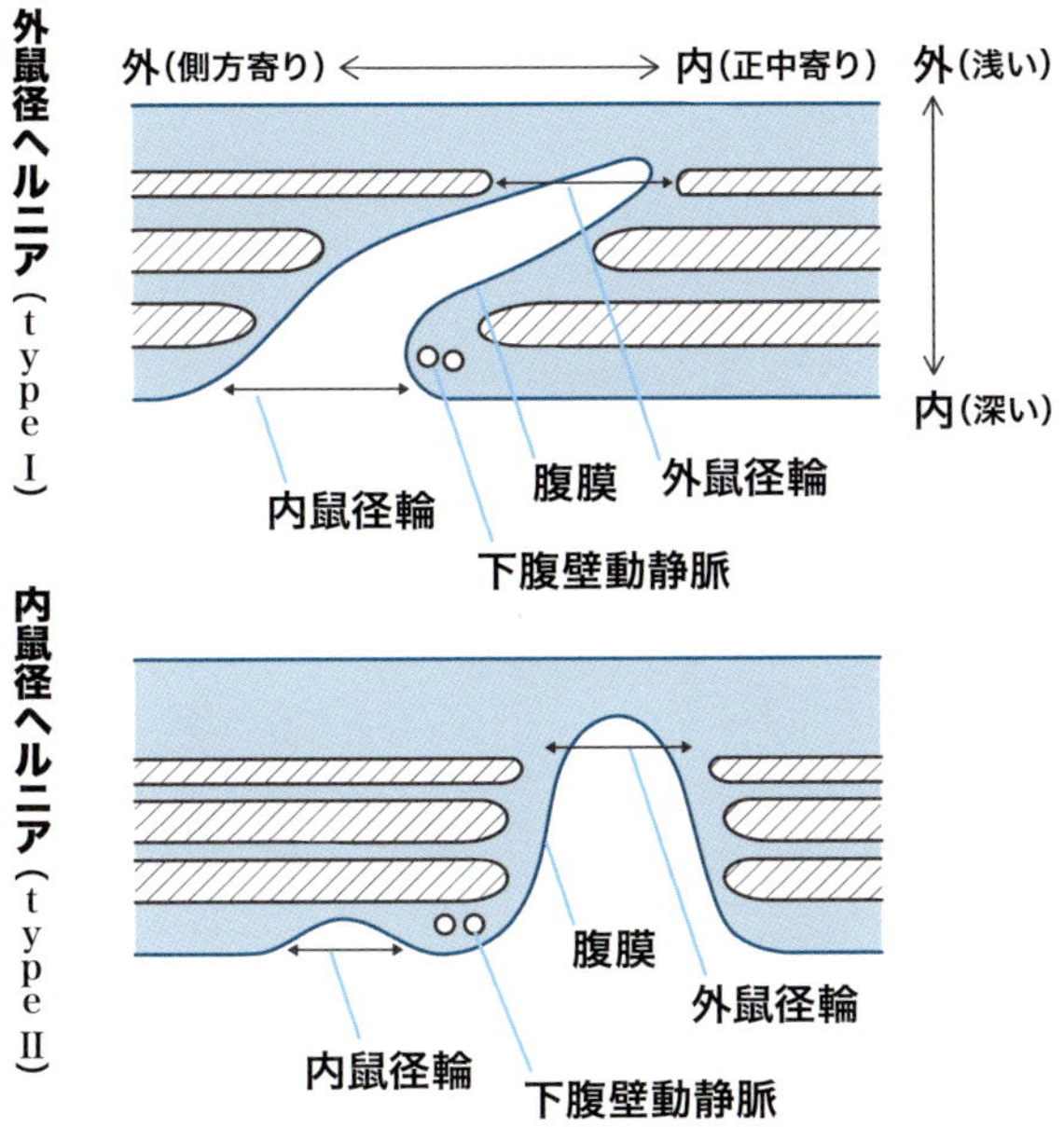

ころ、外側ってのは側面に近いところ」ってことだ（図10-1）。

つまりさっきのクイズの答えは、単純に位置を表す

言葉の「基準が違っている」

ってこと。医学の教科書にはこんな国語のことはいちいち書いてない。私も誰にも教わってはいない。ここに書いたことは自分で考えて出した結果だ。

「なんで、こんなにややこしいんだよー」ってぼやくんだったら、本当に

「なんで」なのかを自分で考えてみれば良い。

すっきりするでしょ。

もっとも、英語表記すればずっと分かりやすいのだが。

10-2

胃小網動脈…って言いたくもなるよね

手術室で聞く質問

実習学生が手術見学に来たとき、とにかく手洗いをさせて現場に参加させるようにしていた（外から見てたんじゃつまんないし、外科は面白くないってことになっちゃうので）。で、学生の勉強のために（もうひとつは寝かせないために）いろいろ質問する。

もっとも、外科の研修医に聞いたところ、これが「学生いじめだ」って言われて嫌われてた主因らしいが……。

とにかく、これは臨床実習で実際にあったことだ。幽門側胃切除で幽門大弯側の操作をしているところを想定してほしい。なお、学生には第1助手の頭側に立ってもらって、胃体部を腹側に挙上牽引してもらっている。第1章の図1-1での第1助手の位置だ。

「今、結紮しようとしている管は何？」

「分かりません」

「分かりませんじゃ0点になっちゃうよ。

分かる範囲で答えりゃ良い

よ。じゃ、その隣の細い方の管は何色に見える？」

「紫です。静脈ですね。あっ、じゃこっちは動脈か。肝動脈！」

「ハズレ。でも動脈ってのは合ってるよ」

「上腸間膜動脈！」

「ハズレ。今、何の手術してるの？」

「胃切除術です」

「ってことは、結紮しても構わない血管はどこに向かう血管？」

「あっ胃だ。胃動脈……左胃動脈！」

「かなり近づいたよ。君が今、手で押さえているのが胃の本体つまり中央でしょ。この血管は胃の中央の右にある？左にある？」

「右です。右胃……えーっと」

「そうそうその感じ。でもうひとつ。この血管は胃の頭側にある？尾側にある？」

「わかった。右尾側だから右胃大網動脈です！」

「正解！」

「頭側だったら右胃小網動脈です！」

「いや……その……」

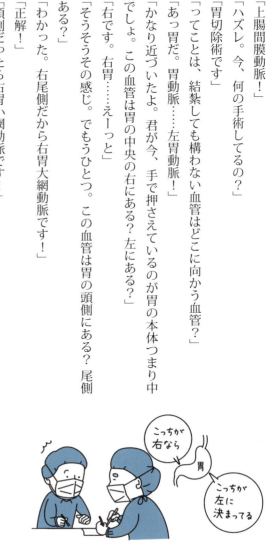

最後の一言はご愛嬌っていうか、なんと言うか……。理論的に考えれば、右胃動脈じゃなくて右胃小網動脈って言いたくなって当然だろう。何で大弯側は大網動脈っていうのに、小弯側は小網動脈って言わないんだろうってこっちの方が考えさせられた。解剖の用語にはときどき、こういう「何でここだけ？」ってやつがあるから困っちゃう。

でもこれは例外的。解剖用語ってのは、大概は素直に右にあるものは右、浅いところにあるものは浅って言葉が付いてる。上に書いたような素直な観察力があれば、正解にたどり着けるものは非常に多い。

ヒントは術野と自分の頭の中にある！

頭をフリーズさせるな！

もちろん、この学生をけなすつもりは毛頭ない。質問されてチョット分からないとすぐギブアップして黙ってしまうのは学生にありがちな欠点だ。この学生は観察のヒントこそもらったが、どんどん連想を進めて、最終的には答えを示す解剖用語は全て自分自身で見つけた。彼の連想力は決して悪くない。連想を繋いでいくことによって、自分の頭の中にあった正解を引っ張り出せたんだ。

ペーパーテストだったら問題文以外にヒントはないが、臨床の現場、特に手術の現場では術野にいくらでもヒントは転がっている。

頭の中をフリーズさせず、

視野を広くとって、そのヒントを見つけようとするか、最初は誤答だとしてもそこからどうやって連想を繋いでいけるかで、実は頭の中にあるはずの正解にたどり着けるか否かが決まる。

学生や研修医は

誤答をすること恐れてはいけない。

例えば、診断は？という質問で誤答を数多く出したということは、見方を変えれば、「除外診断を列挙できる能力がある」ってことなのだから、むしろ褒めたって良いと思う。もっと言えば、指導医はこういう若者を萎縮させるような発言をしてはいけない！　現場を見てると、むしろこういう指導医に対する指導の方が大事って気がするんだよなぁ。

ちょっと話がずれるけど、私の博士論文の師匠で、外科代謝栄養学の大家である現在杏林大の齋藤教授が東大時代の自著の中で、「学会会場で、質問に上手く答えられなかった演者を、質問の出なかった演者が慰めている。こりゃ逆だろう」ということを書いておられた。上手くしゃべれなくても良いから、活発な質疑の出る発表こそが優れた発表なんだ。それと同じで、上手く答えられなくても良いから、活発に回答をするやつこそが将来伸びるはずだ。

10-3 言葉だけ覚えるんじゃない：コーヒー残渣、タール便、米の研ぎ汁

外科の話じゃない。私は消化器外科医なので、消化器の内科的診療をすることも多い。そっちの話である。

コーヒー残渣

学生の頃、「コーヒー残渣」という言葉を覚えた。何の疑問も持たずに。ただ、なんせ30年以上前の話。コーヒー残渣って言われたけど、当時の私はコーヒーと言えばネ○カ○○しか飲んだことがない田舎者だった。当然ながら、コーヒーってものは全部溶ける粉であって、残渣なんて存在しなかった。でもなんとなく「コーヒー残渣」なんて意味深っぽい言葉を使うとカッコよくて、分かったような気がしていた。現物を見たこともないくせに。

タール便

似たような言葉に「タール便」ってのもある。タバコ由来のタールの色なんて私は見たことがない（あるいは覚えていない）。舗装道路のコールタールの色なら分かるし、似たようなものだと思うので、講義をするときは「舗装道路の色だよ」ってごまかしていたが、現物の黒色便の色を見るとどうも違う。コールタールみたいに青っぽくない。どっちかって言うと赤っぽい。

日本人にとってはむしろ（色といい、ねっとりした状態といい）海苔の佃煮とそっくりといった方が分かりやすい。ついでだが、学生に教えるときは「も○屋の『○○ん○○よ！』の色だよ」って言っていた。あーこれは、なるべく個性のある固有名詞を使った方が学生がよく覚えてくれるからであって、も○屋に恨みはございません。「○○ん○○よ！」は好物です。今朝もウチの冷蔵庫に2瓶入ってました。

実のところ、どういう色を「タール便」とみなすかは、医師個人個人によって結構違う。つい先日も、他科入院中患者で「タール便が出ました」というコンサルトを受けたんだが、実際の色は薄い赤褐色で、上部消化管じゃなくて結腸憩室からの出血であった。いや、その先生が間違ってるって言いたいんじゃなくて、経験で覚えていくものはこのくらいの感覚の違いは当然あるってことだ。

米の研ぎ汁

あと「米の研ぎ汁」ってのもある。これはコレラの患者の便の現物を見たことがないので、似ているのかどうかすら私にはなんとも言えない。でも米の研ぎ汁なら私はさんざん見ているので、講義でしゃべっても問題ないだろうと思っていたら、最近はそれも見たことがないって学生が珍しくない。何しろ米屋で売っている米の多くが「無洗米」になってきていて、米を研ぐという行為自体が不要なものになっているので、必ずしも学生に「少しは家事を手伝え」って怒るわけにもいかないのである。でもね、こういう学生は講義で「米の研ぎ汁」って聞いていて何も疑問に思わないんだろうか。

言葉だけ覚えて、分かったつもりになってませんか

消化器に限らず、医学用語にはこの類が多い。最初に名前を付けた人は分かりやすくするつもりで作ったのだろうけど、どうも覚える学生の方がそれを意識してないことが多い気がしてならない。

これは医学生の話じゃないけど、看護学生の試験で色見本を4種類（赤、黄、焦茶、緑）見せて、（わざと医学用語は一切出さずに）「コーヒー残渣の色はどれ？」って出題したことがあるが……成績はボロボロだった。「意地悪な問題だなー」って？　だって、同じ学生に「胃潰瘍出血のときの嘔吐物の色の特徴は？」って問題出せば、コーヒー残渣様ってちゃんと答えられるんですよ。でもそれが焦茶色だってことが分かってないんじゃ、現場の医療で使えないでしょ。手技と同じで意味も考えずに、とにかく

頭ごなしに覚えてるんじゃ、
ただの試験知識であって実践には全く役に立たない。

っていうか、講義を聞いたり、教科書の文字を見たりしたときに疑問を感じないのかなー。そう思いません？

ちなみに、翌年の試験では、ドリップペーパーに残った本物のコーヒー残渣の写真を出題しました（これまた輪をかけて意地悪な問題だなー）。

30年前の田舎者の自分を思い出すと、偉そうなことは言えないんですけどね。

10-4

標準的とスタンダードは意味が逆!

業界用語って分かる医学用語はなんとかなる

明らかに業界用語ってのはどの職種にもあるし、それぞれに理由があるはずだ。例えば、芸能人が夜でも「おはようございます」って挨拶するのは、元々は一般人の仕事が終わった夜間や休日に仕事をするのが普通だからっていう理由からだったんじゃなかろうか。でも一般人に対して夜中に「おはようございます」って言ったら、「?・?・?」になるだけだ。

外科処置に関する医学用語で言えば「包交」なんて奴が典型例だろう。怪我の治療中の患者さんに、「じゃ、明日も包交に来てくださいね」なんて言っても、患者さんにゃ通じちゃいない。まあ、それでも大概その患者さんは、きちんと来てくれる。「最後になんか分かんないこと言われたんだけど、お医者さんに聞くのもなんか気が引けるし、思わずハイって言っちゃって聞きそびれちゃった。とにかく明日も来いってことは分かったから、まあいっか」なーんてのがフツーの患者さんの本音だろう。

もちろん「包交」は「包帯交換」の略だが、こりゃ略してない状態でも患者さんには分かりにくい。まあ、これは普通の医療者でもちょっと注意すれば「あっ、これは業界用語だな」って気が付くことだし、「傷を見ますから」とか「消毒しますから」と言えばすむことだ。もっとも、厳密に言えば、第8章に書いたように「消毒」はしないことが増えているんだけど。

業界用語って分からない医学用語はどーにもならん

ところが、医学の業界用語じゃないし、普通の言葉として使っているつもりなんだけど、話している医者と聞いている患者とで考えている意味と印象が大きく異なるものも少なくない。

「標準的治療」なる用語が典型である。

標準的治療。ちょっと意味がずれるかもしれないが、英語では"Gold Standard"なんて言い方もする。

日本語の一般用語で「標準」「スタンダード」と言われると、それは「上、中、並み」の「並み」だ。どこにも優れたところのない平凡なもの、ストレートに言えば「下」ってこと。車のカタログとかを見てみれば良い。リミテッドクラス、グランクラス、セレクションクラス、スタンダードクラスとかなんとかわけの分からん横文字が並んでいたけど（今のカタログがどうなってるのかは知りません。何しろ私は2018年の今でも、1998年に親戚から譲ってもらった中古車に乗ってるんでねー）、とにかく一番安いのがスタンダードクラスだってことは私でも分かる。

では「標準的治療」ってのは医学的には何か。これは読者の皆さんならお分かりだろう。当該疾患の治療法の中で、最も優秀かつ安定した治療成績があると認められた治療、健康保険で認可されている治療法の中で最も優れている治療法ってことだ。

「標準」という言葉が使われているのは、臨床治験や高度先進医療のような「実験」的治療ではないという意味合いが大きい。決して「下」ではない。医療者側はむしろ逆に「上」のニュアンスで使っているんだが、医学用語のこういう点を知らない患者さんが受ける印象は深層心理的には「下」でしょうね。

蛇足かもしれないし、私は英語の専門家ではないので、間違っているかもしれないが、"Standard"という英単語のもつニュアンスは日本語の「標準」よりずっと良い印象があるような気がする。どこにも欠点のない普遍的なもの、ストレートに言えば「上」ってこと。さっき"Gold Standard"とさらっと書いたし、おそらく多くの読者がさらっと読み飛ばしたと思うが、日本語で考えれば「金（gold）」は「標準」的なものじゃない。金属で言えば鉄とか銅とかが標準だろう。でも"Bronze Standard"なんて言葉は聞いたことがない。Standard こそが Gold だというイメージが英語にはあるのかもしれない。

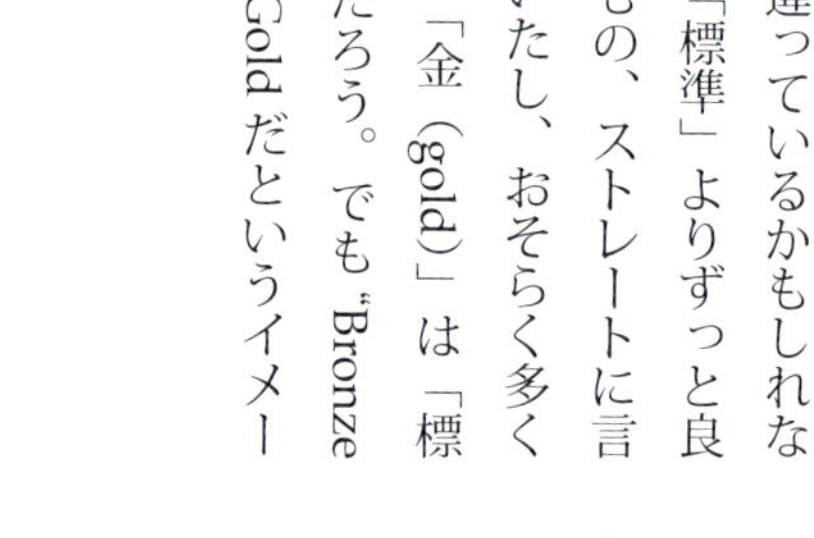

いずれにしても、詳しい説明を端折って、

「標準的治療ですよ」ってだけ言ってると、「あの医者は安い治療しかしてくれない」なんて誤解

を受けかねない。私の以前の同僚で、テレビの医療番組にもしょっちゅう登場している有名な先生が、セカンドオピニオン外来について病院関係者に解説している文章の中で、患者さんに「あなたの受けている治療は標準的治療ですよ」と説明しているシーンがあった。もちろんそこには、「だから安心してその治療を受け続けてください」という意味が入っているのだろうが、受け取る方にそのニュアンスが伝わるのだろうか。その先生はジェントルマンで、日常の診療でも患者さんへの態度や言葉遣いなどに非常に気を使っている方だった。実際のセカンドオピニオン外来では、もっと細かく

説明しているはずだが、その名手をもってしても誤解されかねない。

医学用語として認識していない「医学用語」は恐ろしい。

? 10-5

良性は良性とは限らない、悪性も悪性とは限らない

多分この項はタイトルを見ただけで、「ははーん、あの話だな」って気付いた人も多いだろう。大雑把に言えば、医学用語で良性疾患とは、「がん」じゃないってことであり、悪性疾患とは「がん」のことである。ついでながら、ひらがなで「がん」と書いたときは、白血病や骨肉腫などの「癌」と名の付かない悪性腫瘍（肉腫系の腫瘍）も含めた悪性腫瘍全てを指すとされることが多い。ここでもそのつもりで使っている。

早期の胃癌で内視鏡で切除できて、5年生存率が限りなく100％に近いって場合でも、それは「悪性疾患」である。その反面、急性心筋梗塞で意識を失ってＥＲに搬送され、明日をも知れぬ命って病気でも、上記の定義に従えば医学用語では「良性疾患」である。良性、悪性って言葉は一般用語と医学用語でこれだけ大きくニュアンスが違っている。ただし、この違いはさっきの「標準的治療」の違いとは異なり、多くの医師がよく心得ていることだろうし、患者さんへの説明で使うことも少ないので、あまり問題になることはないだろう。

ただ、外科領域でたま～に気になることがある。

疾患の手術適応を考えると、良性疾患でも救命のためには術後のＱＯＬが下がってもやむなしと

して手術を行うこともあるし、悪性疾患の治療であってもQOL重視で手術が回避されることもあるのは当然のこととして理解していただけるだろう。ところが、手術の適否を決めるカンファレンスなどの場面で、「良性疾患ですから（根治のためには何をやっても許容されます）」という発言をときどき耳にする。

もちろん、基本的には正しい判断であることがほとんどなのだが、たまに「確かに『がん』じゃないけど、これは手術した方が良いだろう」っていうケースや、「疾患は『がん』だけど、この患者にはその手術は過大だよ」って場合がある。そういう場合であっても（特にエライ人たちから）「良性ですから」「悪性ですから」と言われると、その言葉に引きずられてカンファレンスの討議内容が本質からどんどんずれてしまうなんて信じられないようなことがときどき起こったりする。

言っている方はわざと良性悪性という言葉を使って自分の意見を突き通そうとしていることもあるし、発言者自身が言葉に引きずられて疾患の本質を見失っている場合もある。前者はタチが悪いって言えば悪いが、少なくとも発言者は疾患の本質を知ってのことだ。しかし、後者はカンファレンスの参加者全員が疾患の本質を見失ってるって事態になってしまいかねない。

言葉のニュアンスに引きずられて、本質を見失うなんてことにならないように。

10-6 Modify じゃない Modified の話

学会で質疑が噛み合わない

臨床の現場の話じゃなくて、とある学会での話。

私は日本ヘルニア学会の創始者である帝京大学冲永教授に師事していた関係で、鼠径ヘルニアについては実はかなりうるさくて、頻回に学会発表したり、論文を書いたりしている。

これは10年近く前、とある学会で私が口演発表したときの質疑応答でのこと。

質問「先生はKugel Patchを用いられているわけですが、従来品をどのように変えておられるのですか？」

私「オリジナルの方法ではModified Kugel Patchは縫着をしないのですが、われわれはクーパー靱帯に縫着することによって再発防止に役立ったと考えています」

質問「patchそのものに変形は加えていないのですか？」

私「加えてません。Modified Kugel Patchを使っています」

質問「Kugel Patchじゃないんですか？」

私「違います。Modified Kugel Patchをそのままの形で使ってます」

質問「えっ？ 結局何をmodifyしてるんですか？」

いつまでたっても、話が噛み合わない……。

専門家でも専門用語が通じるとは限らない

外科の研修医で鼠径ヘルニア手術をやったことのある人なら、ひょっとしたら分かるかもしれないが、多くの読者にとって何が問題になってるのかもよく分からない話だろう。

解説する。

Dr. Kugelはその数年前に鼠径ヘルニア用の補強材としてKugel Patchを開発。この製品は当時すでに日本でも使われていた。そしてその学会の2～3年前に、改良版としてModified Kugel Patchを新たに開発。私の病院を含めた少数の日本の病院で、導入が始まったところだったのである。ところが、その商品の日本での名称にはモディファイドという言葉はなぜか使われず、「ダイレクト・クーゲル・パッチ」と変えられていた。私はなんとなく、学会では原語の方が良いような気がして、

「Modified Kugel Patch」の語を使っていたのだが、一般ではオリジナルの英語名が「Direct Kugel Patch」だと思われていたのだ。

質問をされた先生は、私がダイレクト・クーゲル・パッチに改造を加えた（modify した）ものだと思い込んで、ずっと真面目に考えていらしたという次第である。私自身そのことにはセッションが終わってから気が付いて、「（日本の発売元である）メディコン社が名前をこんな風に変えやがったから！」って内心で八つ当たりしたのだが、冷静に考えれば、カッコつけて原語なんか使った自分の方が悪かった。学会という大勢の人に対して発表するからには、

聞く人に合わせた表現をしなけりゃ伝わらない

ってことだ。

専門家集団の間ですらこんなことが起こる。患者さんに話をするときは、もっともっと難しいってことだ。分かりやすく話すってのは難しい。

……翌年の学会、ダイレクト・クーゲル・パッチの関連の演題だけでひとつのセッションが組まれるほどに、その製品は日本中に普及した（少々悔しいけど、正直言って日本語のネーミングも良かったんだと思う）。縁あって、私は今度はそのセッションの座長を務めることになった。ある演者がダイレクトの表現を使わず modified を使っていたので、その発表の質疑応答のとき「Modified Kugel ってのはダイレクト・クーゲルの原語ですから」と思わず口を挟んじゃったんだが、質問者からも演者からも「そんなの常識だろ」って白～い目で見られた。

だって～、去年はそれが全然通じなくて大失敗したんだから～。ブツブツ……。

第11章 手技じゃない臨床業務もろもろの思考法

11-1 その患者、そもそも手術すべきなの？

経過観察の決断は難しい

外科手術の適応か、内科的治療で行くべきなのか。これは結構しっかりした議論がなされていることが多い。なぜなら、こういう問題が起こる疾患（疾患A）は多くの場合、悪性腫瘍であり、ガイドラインの作成などでも治療成績のエビデンスが比較的集めやすい分野だからである。

外科手術の適応か、経過観察で良いのか。これはしっかりした議論がなされていることは少ない。こういう問題が起こる疾患（疾患B）は多くの場合、治すとしたら手術しかないという疾患であり、経過観察を行った場合のエビデンスが乏しいからである。

疾患Bでは担当外科医の考え方が大きく影響する。外科医の考え方を極端に分ければ、

「患者が嫌がったとしても、手術で治せる疾患を発見したならば、強く手術を勧めるのが外科医の社会的責務だ」

と考えているか、

「手術は医療の中では最終手段。手術を受けることによる患者の損失まで考えてこそ真の外科医だ」

と考えているかに分かれる。実は両方とも信念を持って医療に取り組んでいる臨床家であることが多く、それゆえ患者もその医師の意見に大きく影響される。

「疾患が」じゃなく「患者が」で判断を

普通、この手の喧嘩はいったんまな板の上に乗ると、判断を下すリーダーがしっかりしていない場合、強気の発言をする方の主戦派が勝つってことになってる。この本の読者は、おそらく臨床経験を積みたいと意気込んでいる若手医師が多いだろう。大半は主戦派のはずだ。

積極的に手術をするのを悪いとは言わない。私自身「迷ったらやる」が外科医の行動原則だと思っている。それでも、手術を決める前に、ちょっと立ち止まって、「その疾患が手術適応疾患かではなく」ではなく「その患者が手術を受けるべき状態か」を考える習慣を付けてほしい。繰り返すが、

「疾患が」ではなく「患者が」を考える

ことが医師に求められる発想法だろう。

リスクゼロの手術は存在しない。患者は術後の創の疼きを担当医には言わない。ただ、その病院に二度と行かなくなるだけだ。

11-2 患者の権利、患者の義務

最初に堅っ苦しいことを言おう。

「権利のあるところに義務があり、自由のあるところに責任がある」

これは民主主義社会の鉄則である。義務を果たさない者には権利はないし、責任の取れない行為をやる自由はない。カッコ良く言えば、"With great power comes great responsibility"って映画のセリフと同じだ。自由勝手に行動して責任取らないのは無法地帯だけだ。

例えば、「居住地の自由」は憲法に明記されている権利だが、「俺は明日から六本木ヒルズに住む！」ってわけには行かない。家賃を払うって義務を果たせないんだから。宗教の自由ってのはあるが、「借金返しちゃいけない教」なんてのは、いしいひさいち氏の漫画の中でしか存在は許されない。実社会では宗教法人の資格審査ってのは結構厳しいそうだ。

ん？それが医療にどう関係してるんだって？まあまあ、ぼちぼちその話に持っていきますから。

「自己の治療方針を決定する権利は患者自身にある」

ウンウンその通りだ。同意のない患者を縛り付けて手術するわけにはいかない。

「医師は患者に疾患とその治療法について、十分に理解できるような平易な言葉で説明せねばならない」

そりゃなるべく努力はしますけどね、疾患について本当に理解したいんだったら、患者さん自身が今から医学部に入って6年間勉強してくださいって話になっちゃいますよ。

医療に限った話ではないが、世の中「患者の権利」について言われることは多いが「患者の義務」について言われることはほとんどない。

ほとんどの場合「患者の義務」ってのはごく簡単なこと、つまりルールとマナーを守りましょうってことだけだ。基本的なルールとマナーを守らないってことは、治療を受ける権利を放棄するってことだ。ついでに言えば、「医者の義務」について言われることは多いが「医者の権利」について言われることはほとんどない。

わけの分からん総論はこの辺で止めよう。実は、手術を行うか否かの判断で、この考え方が良くも悪くも微妙に影響してくるケースがある。

医師の説明に対して、「自分は素人ですから、病気のことは分かりません。先生にお任せしますから、どうぞよろしくお願いします」って患者さんは話がスムーズにいく。患者さんは委任という形で自分の権利を行使している一方、治療法の決定権と責任は原則として医師側にある。だからこそ、ベストな医療を選ぶために医師も真剣に考えるし、しっかりしたインフォームドコンセントを行うことにもなる。ついでながら、こういう患者さんは、術後の経過も良いことが多い。担当の看護師さんの指導も素直にきちんと守って、術後の早期離床やリハビリとかも頑張ってくれるんだから当然だろう。

「俺の体のことは俺が一番よく分かってるんだ。全部俺が決める」なんて、ご大層にのたまって、家族の説得にすら聞く耳持たない御仁も（うっとうしいけど）逆の意味で簡単だ。結果の責任が自分にあることを伝えて、それをカルテに記載するしかないんだから。こういう患者さんは、「あー、分かっとる。俺のことは俺が責任取る」ってさっくり言ってくれるし。まあこういう人はごく少数である。

ややこしいのは、「セカンドオピニオンを聞きたい」とか「ネットで調べてきたんですけど……」っていう人たち（のごく一部）だ。本当にしっかり勉強してきている人も少なくないし、セカンドオピニオンも「○○大学のセカンドオピニオン外来で」なんて感じできっちり決めてきてくれれば良い。しかし、中には、セカンドオピニオンって言葉におどらされて、単なるドクターショッピングになっていたり、ネット情報ってのが怪しげな民間療法だったりする人もいる。これも患者さんの権利だって言ってしまえばそれまでだが、こういう人たちの多くは先ほどの「聞く耳持たない御仁」と違って、その選択の責任が自分にあるという認識がない。セカンドオピニオンと言うからには、(医師としてアドバイスはすることはあるが)どこに行くのかを探すのは患者自身の義務だし、治療が遅れることによる損失の責任も自分にあることをしっかり理解していただかねばならない。ときには、責任という言葉を強調して、強引に治療に持っていかないと、いつまで経っても治療が始められない症例もある。

ただ、これにはセカンドオピニオンっていう制度そのものにも問題がある。患者さんが自分の疾患分野で一流とされる医師の意見を聞きたいと考えるのは当然のことだし、そこで得る情報は担当医にとっても有用だ。しかし、実際は各施設でセカンドオピニオン外来を担当するのは一人二人の決まった医師であり、各分野の専門家が揃っているわけじゃない。受診の仕方とか費用が高いことなどの情報も欠如したままで、セカンドオピニオンは良いもんだって話だけが広まってしまっている。これを改善していくのは行政や医療者側の仕事である。

ある建築会社のキャッチコピーで、「ときには施主様の意見に反対します!」と書いてあるのを見たことがある。それでこそプロってもんだ。

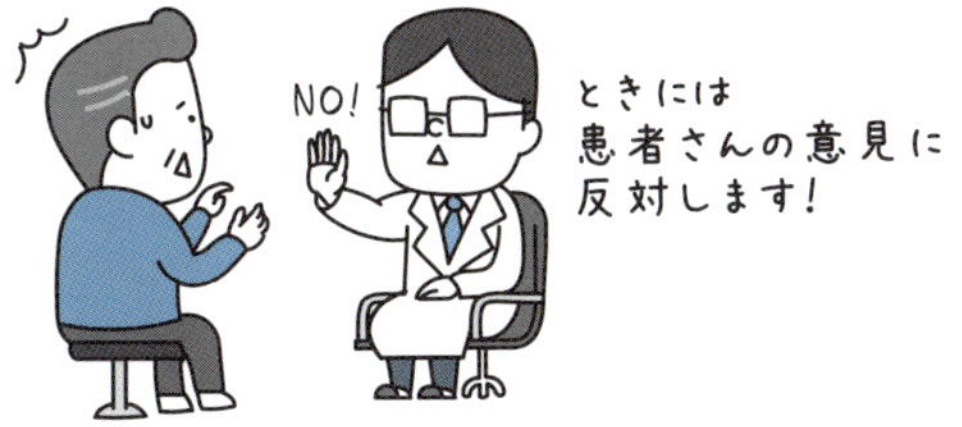

分かると思うけど、これは医者のために言ってるんじゃない。患者さんのために言ってるんだ。患者にとって何が最良なのかを考えるのが医者だっていう基本は変わりませんよ。

11-3

「低侵襲だから腹腔鏡」じゃ時代遅れ

腹腔鏡は全て低侵襲なのか

今、とある外科系学会誌の編集委員を務めており、査読、特に症例報告の査読を行うことが多い。これを書いている今も再々査読の依頼が1件来ているのだが、この筆者が、年齢の書き方を修正してくださいって指摘したら本文だけ直して和文要旨も英文要旨も放ったらかしなんていう、しょーもないミスばっか連発するやつで……子供じゃないんだから、言われたところを直すだけじゃなくて自分の論文は全部自分で読み直せよって話で……全くやる気になれなくって……。

……久々に大脱線した。本題に戻る。ってかまだ本題に達してなかった。

症例報告として最近やたら多いのは、「これこれの手術を腹腔鏡でやりました。上手くいきました。腹腔鏡は低侵襲なので良かったです」ってやつだ。

腹腔鏡手術は今や普通の手術になりつつある。とにかく、始められそうなものは何でも腹腔鏡で始めてみて、難しそうだったら早々に開腹に切り替えるってのも必ずしも悪いことではないだろう。ただ、こういう投稿論文を見てると、判で押したように「低侵襲の腹腔鏡手術」と書いてあることがやたらに多い。確かに例えば胆摘のように、術後のＣＲＰ値やＩＬ-６濃度が従来の大きな開腹手術と比べて有意に低かったというような、明らかな客観的データがあって低侵襲と言える術式も多い。

ところが、症例報告になるような疾患はもともと希少疾患ばかりなので、統計的なエビデンスが作れるような疾患はほとんどないのが実情である。にもかかわらず、まるで和歌の枕詞か何かのように「低侵襲の」と付けられると「本当かよ」とツッコミを入れたくなる。例えば、その最たるものがＳＩＬＳ（単孔）による虫垂切除術とかだ。もともとアッペの術創なんて痩せた患者であれば開腹でも3～4 cmですむものだ。ＳＩＬＳポートの挿入口の大きさも大体そんなもんだ。それで有意に低侵襲と言えるとは理論的にとても思えない。さすがに、低侵襲という言葉は控えて、術創の目立たない臍部切開と書いてあった論文も見たことがあるが、臍はきれいな縫合をするのが難しい場所でもある、臍の形にこだわっている若い女性とかの場合はどうするのだろう。普通に平らな皮膚を皮膚割線に沿って切開して、皮下埋没縫合した方がよっぽどきれいな創ですむと思うのだが。

考える責任が外科医にはある

建前にこだわる必要もないが

もちろん、腹腔鏡手術を否定するつもりは毛頭ないし、ＳＩＬＳアッペにも独自の利点があるって事実を否定するつもりもない。ここで言いたいのは、何のために腹腔鏡を使うのかをしっかりってことだ。

狭い術野でも器具挿入が可能なこと、（ヘルニアの手術のように）全く違う視野からの手術ができること、拡大視効果があること。腹腔鏡ならではの利点だ。

必ずしも真っ当な理由ばかりとは限らない。新しい術式に挑戦したいから、患者さんの受けが良いから、手術報酬が高いから、腹腔鏡の練習をしたいから、研修医募集の宣伝材料になるから。これらの理由を全て否定することも敢えてここではしない。実臨床で腕を磨かないと困難症例に対処できないとか、外科志望者を増やさないと日本の外科の将来はないといった本音としての理由があることも遺憾ながら事実なので。でも、これに目を背けて、何も考えずに「低侵襲だから」とだけ言ってるとしたら無責任というものだろう。

11-4

チーム医療：理論的に正しいことがベストとは限らない

医師は否が応でもチームリーダーに担ぎ上げられる

外科系の医師は基本的には我が道を行く一匹狼が多い。教科書で学べることばかりでなく、技術の習得とかが否が応でも徒弟制度みたいになるし、長年の間に自分流の技術を確立していくことになるのだから当然の流れだ。

その一方で、外科医はチーム医療の業務に関わることも多い。全身管理ができること、特に栄養管理と感染症管理が外科に不可欠であることが大きな要因である。例えば、nutrition support team（NST）の総本山である日本静脈経腸栄養学会なんておよそ外科っぽい学会名じゃないが、学会幹部の医師は多くが消化器外科医だ。チーム医療の中にあっても、医師は立場上リーダーとしての役割を担わされることが多くなる。ただ、そのリーダーとしての働きは、手術をするときの、医師だけのチームとは全く違っている。

職種によって働き方が違う

チーム医療では当然ながら、一匹狼じゃやっていけない。職種によって知識内容が異なるのは当然として、職種によって労働の仕方や上下関係が大きく異なるってことを理解していないと、チームの運用はなかなか上手くいかない。

さっき、外科系の医師は狼だって言ったが、外科と限らず基本的に

医師の動きは犬的で、看護師の動きは猫的

犬ってのは基本的に、人にくっついてきてよく動く。それに対して猫ってのは基本的に家にくっついていていてあまり動かない。

だ。ん、何のことか分からんって。そりゃそうだ。解説しよう。

医師は一人の患者にくっついて、外来、病棟、検査室、手術室と動き回る。術前検査から術後の化学療法まで自分でやっちゃうことの多い外科医は、その点でも最たるものだ。一人の患者の治療計画が、医師の頭の中で、できあがっているもんだから、逆にカルテの記録が不足してしまい、診療報酬支払や法的問題発生時に「証拠となる診療録記載がない」なんて指摘を受けることもある。また、医師の業務スケジュールは手術とか学会とかによって毎日異なっており、多忙であってもある意味では自分で融通が効かせられる。

その反面、看護師は、外来なら外来、手術室なら手術室と居場所が決まっていて、そこから動かない。その代わり、患者の方が入れ替わり立ち替わりで動いて、看護師は多くの患者さんの面倒を見ている。だからこそ、看護師業務の中で業務の引き継ぎ、すなわち「申し送り」とか「看護記録」ってのが重要になってくる。自己の業務時間や内容はきっちり決まっており、スケジュールの融通性は乏しいが、自宅で寝てるときに急患のために叩き起こされるなんてことはない。

特定の仕事にだけ専念していて、患者さんとは直接話し合うことすら少ないという点では、栄養士、薬剤師、検査技師とかは、看護師よりさらに猫的と言っても良いかもしれない。あっ、理学療法

士さんはリハビリの現場などで患者さんと文字通り触れ合うことが少なくないから、ちょっと犬的かな？ 病棟薬剤師制度なんてのができたから、薬剤師さんたちも犬的になったかな？

チームリーダーとして上手くやっていくには

チーム医療の活動自体は「犬的」なものだ。回診での移動が多く、特定の患者だけを対象とし、ＮＳＴならば栄養状態、嚥下機能、検査データなどなど多方面のデータを収集し、治療計画まで練り上げていく。医師、特に外科系の医師にとってはその思考法は慣れ親しんだ手段であり、違和感は少ない。しかし、栄養士などの他の職員にとっては、こういう発想法自体が不慣れなものだ。負担に感じる人も多い。

その反面、例えば検査技師さんとかは「普段は数値でしか見ることのない患者（と医師）に直に接する」ことに、新鮮さと自己の存在意義を感じてくれる人も少なくない。医師以外でこういうメンバーが一人（できれば複数）見つかればしめたものだ。その人達を前面に押し出し、回診でもなるべく先頭に立ってもらう。他のメンバーも、医師には話しかけにくいことが多いのだが、医師以外の職種同士は比較的話しやすいようだ。私自身もなるべく話しやすい雰囲気を作るようには、しているつもりだが、持って生まれたイカツイ顔はどうしようもないし、若いメンバーが遠慮してるなと感じることは少なくない。

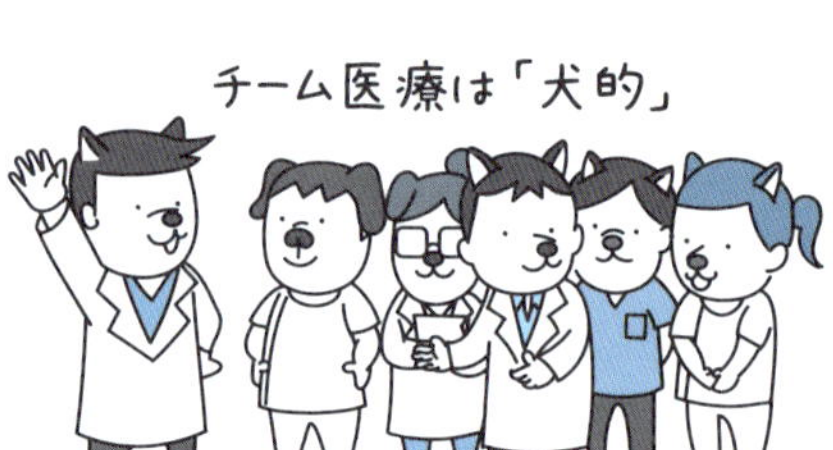

とにかく、こういう実質的リーダーを中心に、指示指導内容を考えてもらう。細かい問題は気にし

ない。多少論理がおかしくても気にしない。とにかくメンバー全員が共有できる、言ってみれば「申し送り」ができる内容を作り上げて行くのが良い。少なくとも、チームの創成期には医師は「パウダースノー型の鉤引き」（p123）であるべきだ。この本の趣旨とずれるが、

理論的に考えることはときとしてチーム医療には邪魔

だ。何でもかんでも自分流じゃないと怒る人、理論にキッチリ合ってないと気がすまない人、敢えて言えば「なぜなんだろう？」を言い過ぎる人は、チーム医療のリーダーにはなれない。

11-5

コスト意識を持つのは良いことだが……

ケチることを悪徳視するな

消費税率25％なんて北欧の福祉大国は別として、日本の国民皆保険制度はある意味、共産主義が理想として目指していたものを資本主義が実現しちゃったものなんて言われてるそうだ。世界にほぼ例を見ない保険医療制度に、医療者も患者も支えられた環境の中で、従来、医師は医療におけるコスト-ベネフィットの問題を避けてきた。救命延命が絶対であり、金銭のことなんかで左右されてはいけないって雰囲気の中で、何でもやってきた時代が長きに続いた。その結果、医療費を節約することが、まるで悪徳であるかのように言われていた。

しかし、最近は医療を論ずるに当たって、コスト、医療経済の問題は避けて通れないような世の中になっている。別に世の中が世知辛くなってきたってわけじゃない。薬品やら器械（というか、ロボットとか遠隔医療システムとかを考えるともはや器械じゃなくて機械ですね）のコストは増える一

方、それによって得られるベネフィットが少ないという医療対象者も増える一方であり、このままノホホンとしてちゃヤバイってことが、為政者以外にも分かってきたからである。まあ、私は政治家じゃないし、経済学者でもないので、医療費総論についてこれ以上しゃべる資格はないだろう。

ケチり方がずれてる

細かい話に移ろう。初めに断っておくが、赤字病院の経営を立て直すためになんとか収入を増やそうって方向ではない。病院経営の話を論ずるなら、施設が包括医療費支払い制度（ＤＰＣ）対象病院かどうかで話が全く違ってくるが、ここでは無視させていただく。単純に、国の全体の医療費を削減しようって話である。

海外の論文やガイドラインを見ると、医療コスト削減について触れたものは少なくない。が、それですらコストとしての計算対象は様々である。器具の値段を計算し、「腹腔鏡のディスポ製品をリユーズ可能品にしたらいくらケチれた」なんて明快なものもあるし、「この術式にしたら患者の職場復帰が３日早まったので社会的損失がいくら減った」なんて壮大な仮想計算をしたものもある（この手の報告には大概、「日本でそんなに長く休めるやつはいねーよ」ってツッコミたくなる）。

役人任せで良いのか？

どっちにしても確実なのは、制度の異なる海外の医療費のデータを、日本にそのまま当てはめて良いはずないってことだ。なのに、その引用の多いこと。これはある意味仕方がない。今まで日本で医療コストを語ることは半ばタブーとされてきたのだから。

むちゃくちゃ高い肺癌の某分子標的薬が登場したことで、問題意識の高い医療者の間では、

「コスト－ベネフィットが合わない」ことを医療者も考えなけりゃ

遅かれ早かれ日本の保険医療は破綻するという認識が、ようやく出てきたってところだろう。選挙のために大衆受けしなきゃいけない議員さんは別として、真面目な官僚は次世代の国民の医療を守るためにコスト削減を真剣に考えている。医師が役人任せで、他人事扱いにしていられる時間はもうそう長くはないはずだ。そうなったときに、切り捨てられない医師になるためにどうする？ 私も分からん。考えるのは若い皆さんだ。

「水な月」の話

最後に医学とは全然無縁の話をする。

「水無月」と「神無月」。この名前の由来はみなさん高校のときに古文の授業で教わったでしょう。さすがに現在の古文の教科書ではそんなことはないんじゃないかと思うが、40年も前の参考書には、「雨がよく降って天上の水がなくなるので水無月、全国の神様が出雲に集合して地方から神様がいなくなるので神無月」なんて話がまことしやかに書いてあった。素直な生徒さんたちは、「なるほどそういう意味深な理由で付けられた名前なのか！」と感心する。自分は（素直じゃなかったので）「本当かよ。昔の日本人ってそんなにひねくれてたのか？」と感じつつも、参考書の知識をそのまま覚えていた。

自分が通っていた高校（神奈川県栄光学園、実はT大学合格者ランキングの常連校）の古文の谷口先生は、非常にひね…個性的な教え方をされる人で人気があった。その先生の授業では「水無月」、「神無月」の由来について大体こんな感じで解説してくれた。

「みなつき」、「かんなづき」という名前。実に美しい響きのやまとことばですね。大陸から漢字が大和の国に伝わってきたとき、当時の大和びとたちはやまとことばに漢字を当てはめていきました。水とか月とかの名詞は意味に合わせた字を使うわけですが、助詞や助動詞は文字の意味とは関係なく、いわゆる万葉仮名のやり方で当てはめていったわけです。つまり、「水無月」というのは「水な、月（水なる月、水の月）」の「な」に「無」という記号を機械的に当てはめた結果なんです。梅雨時なんだから水の月、実に素直な名前ですね。「神無月」もそうです。秋の実りの季節、五穀豊穣を神様に感謝する季節なんだから、神の月という名前の方がはるかにふさわしいじゃないですか。つまり、元々は「無」という文字に「ない」という意味は付いてなかったはずなんです。ところが、後の時代に万葉仮名を理解してないお偉い学者さん達が、それにひねくれた屁理屈を付けちゃったんです。素直で簡単な話より、小難しくて偉そうな話の方がありがたみが出てくるもんだから、いつの間にかそっちがまかり通ちゃったんですよ。ね、この方がスッキリするでしょ。

ほんっとにスッキリした。

もちろん自分は国文学者じゃないので、本当の歴史的経緯がどういうものだったのかは知らない。それはともかく、この先生みたいに、当たり前とされていることに対しても疑問を呈し、素直な発想ができる人を本当に頭の良い人って言うんだなと思った。

『「なぜなんだろう?」』を考える外科」って言っても、複雑な理論を構築しろって言うんじゃない。むしろ、

なるべくシンプルに考える

ことでずっとスッキリすることが、今回私の思い付かなかったところにまだまだ残っているはずだと、筆を置こうとしているこの期に及んでも思っている。

外科の仕事は忙しいですけど、皆さんもちょっと立ち止まって、「なぜなんだろう?」って考える習慣を付けませんか?

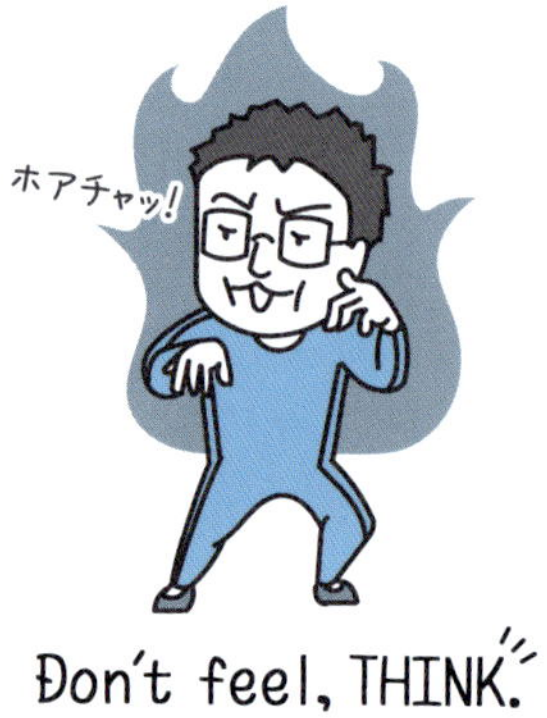

ホントのあとがき

なんでこんな本を書いたのかの言い訳

初めに断っておく。いや、本書をここまで読まれたド根性のある方なら察しておられるだろうが、私は良く言えば自主性が強い人、悪く言えばひねくれ者だそうだ。本人はその自覚なし。むしろ他人の意見に影響されやすいのが自分の欠点だと思っているくらいなのだが。

私は本文中にも登場していただいた齋藤教授の紹介などで、結構若い頃からいろいろな医学雑誌から原稿を頼まれることが多かった。本書を書き始める1年ほど前にも、ある専門書の分担執筆を引き受けることとなった。共同執筆者はほぼ全員いつも学会で顔を合わせている専門家の面々ばかりである。一般の外科系医学雑誌の特集号などなら、読者は一般外科医なので、専門家の間でコンセンサスの得られている一般的内容を書くのが普通である。しかし、その本は完全な単行本であり、内容から言っても一般外科医というよりむしろ専門家を対象とした本だろうと考え、だったらここまでは書き込んでも許されるだろうって調子で、専門家の間でもいまだ議論になっていることなども含め、かなり本音に踏み込んだ書き方をした。しかし、結果的にはそれが他の先生方の執筆スタイルと全く噛み合わず、大幅な書き直しを行うこととなり、責任編集者の先生方や、出版社の担当の方々に多大なご迷惑をお掛けすることとなってしまった（やっぱ、ひねくれ者の方かもしれない）。

その修正の過程で編集担当のG氏とは何度もメールのやり取りをすることとなった。その中で、「こんな調子で書いてみたい本音が、他にも結構あるんですよねー」なんて話をしたところ、「だったらいっそのこと、編集に縛られない自分の本として書いてみましょうよ」って話が出て、それに乗っかっちゃったという次第である。これぞ瓢箪から駒って話だ。普段ずっと真面目な医学専門書ばかりを扱っているG氏にとって、ぶっちゃけ本音トーク（単なる無作法という言い方もあるが）の私の文体が、逆に新鮮に映ったのも事実のようだった。

と言うわけで、いつも医学誌に書いているときのような論文調は無視し、「ですます調」とか「である調」などの文体統一も敢えて完全に崩して書いた。文法よりも、とにかく極力、本音が伝わりやすいように、言いたいことを強調できるように、敢えて言えば読者を飽きさせないようにということを優先させていただいたわけだ。返す刀でついでに、写真の使い方なども、普通の教科書ではあまり見かけないようなやり方にすることとした。読みやすいと感じられる方、読みにくいと感じられる方の賛否両論になるかと思うが、私の考えられる限り、言いたいことを伝えるベストな方法を駆使したつもりである。

さらに付け加えて言うならば、本文中で「脱線」をしょっちゅうさせていただいた。最後の第10章と第11章なんか、「外科基本手技」ってタイトルからすらも外れてしまっている。こういうのは普通なら「コラム」として本文とは別に書くことが多いかと思うが、実はその「脱線」の内容の大半が若手の皆さんに注意していただきたいことだったというのも事実だし、読み物としての文章の流れを崩したくないので、これも敢えて本文中にそのまま残させていただいた。出版前に、医学生である息子の由樹に読者候補として原稿を読んでもらい、「こっちは良いけど、ここが医学生には分からない。この文はいらない」と忌憚なき意見をもらい大分修正もしたが（実習と試験の合間に無理言って時間を作ってもらった。ありがとう）、普通の教科書とはまるで違う体裁はそのままだ。

自主性に溢れた本と解釈していただけるか、ひねくれた読みにくい本と蔑まれるかは現時点では分からない。読者の皆さんの御評価を待つばかりである。そもそも読者がそんなにいるのかって説もあるが……。

末筆ですが、私を上手いことおだてて、執筆に持っていった南江堂の枳穀さん（これで「げず」さんって読むそうです。あっ、さっきG氏って隠して書いた意味ない……）と、たぶんかなり不慣れな文体でのレイアウトをしていただいた千田さんにはホントに感謝してます。

ありがとう！

著者略歴

稲葉　毅

東都文京病院第二外科部長

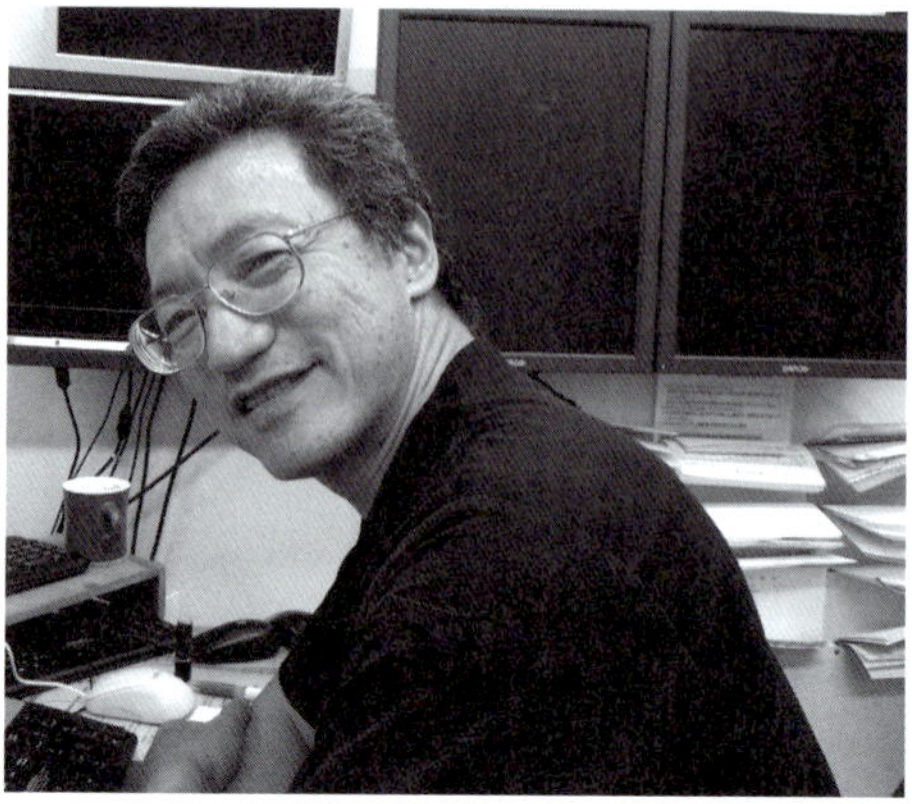

◉1960年神奈川県生まれ．勉強はできるが，運動は苦手，特に球技全般が下手．自主的だが，友人作りは下手．絵は下手だが，プラモから自宅のコンクリート塀までとにかく物作りが好きという少年だった．

◉1986年東京大学卒．大学時代最も力を入れていたのは，（勉学ではなく）医学部同窓会誌編集長の仕事だった．

◉東京大学医学部附属病院第一外科，大森赤十字病院，シンシナティ大学，帝京大学医学部附属病院外科などを経て2017年より現職．

◉臨床の専門は上部消化管外科，ヘルニア外科だが，学術的には外科感染症管理や周術期栄養管理など，外科の中では基礎系の仕事が多い．博士号もgrowth factorの研究で取る．

◉教員時代は講義の他に外科縫合実技クルズスを長年担当．学生同士で教え合う騒々しいクルズスを理想としていた．

◉肩書きは日本外科学会指導医，日本消化器外科学会指導医，日本外科系連合学会評議員，日本静脈経腸栄養学会学術評議員，日本外科感染症学会評議員，日本ヘルニア学会理事など．

◉現在，妻と大学生の息子との3人暮らし．SCUBA diving，snow boardが好きだが時間がなくてなかなか行けない．ライブで騒ぐことでストレス発散している．

「なぜなんだろう？」を考える外科基本手技

2018年10月5日　第1刷発行
2023年6月10日　第3刷発行

著　者 稲葉　毅
発行者 小立健太
発行所 株式会社 南　江　堂
〒113-8410 東京都文京区本郷三丁目42番6号
☎(出版)03-3811-7236（営業)03-3811-7239
ホームページ https://www.nankodo.co.jp/
印刷・製本 壮光舎印刷
装丁 渡邊 真介

Basic Surgical Techniques “What for” and “Why”

定価は表紙に表示してあります.
落丁・乱丁の場合はお取り替えいたします.
ご意見・お問い合わせは，ホームページまでお寄せください.

Printed and Bound in Japan
ISBN978-4-524-24603-8